AF869667

TRAUMATOLOGÍA CANINA

TRAUMATOLOGIA CANINA

Por

JAMES ARCHIBALD

Departamento de estudios Clínicos, Colegio Veterinario de Ontario, GUELPH, Ontario, Canadá

Con la colaboración de

J. DINGWALL, R.-S. DOWNEY, H.-G. DOWNIE, P.-W. PENNOCK, W. McDONELL y J.-H. REED

Traducido al español por

PEDRO JOSÉ MERODIO IGLESIA

Veterinario Militar

EDITORIAL ACRIBIA

ZARAGOZA (ESPAÑA)

Título original:
TRAUMATOLOGIE CANINE

Autor:
J. Archibald

Editorial:
Expansion Scientifique Française, Paris, 1976

I.S.B.N. 84 200 0299 2

Depósito legal Z-1.171-77 — Editorial Acribia. - Royo, 23. - Zaragoza

Imprenta "Heraldo de Aragón". - Calvo Sotelo, 9. - Zaragoza. - 1977. - Ref. 1333

S U M A R I O

PROLOGO

El tratamiento de los traumatismos producidos por causas diversas atrae cada vez más la atención de la profesión veterinaria. Los cuidados a prodigar a los animales accidentados rebasa el cuadro de la cirugía reparadora y reconstructora y tienen que acudir a técnicas especiales de reanimación, de anestesia, de fisiología aplicada y también a otras.

Nuevos y mejores procedimientos de diagnóstico y de vigilancia han disminuido la mortalidad, y la demanda de investigaciones, en este dominio particular de la medicina, asegurará todavía mejores resultados en el futuro.

J. ARCHIBALD

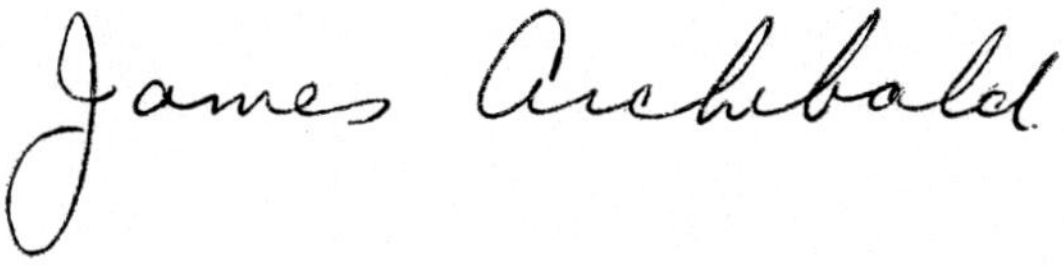

I. La cicatrización

J. Archibald

La cicatrización es la base de la cirugía (1); cuando un tejido es lesionado quirúrgicamente o por cualquier otra forma de traumatismo, se desarrolla una sucesión de acontecimientos a los niveles molecular y celular tendentes a la restauración de la continuidad estructural. Entre las funciones del organismo, la cicatrización es prioritaria y la misión del cirujano es colocar los tejidos traumatizados en las mejores condiciones posibles (aposición, ablación de los tejidos mortificados, seguridad de una limpieza rigurosa), de tal modo que la cicatrización normal tenga lugar.

En las formas inferiores de vida puede producirse una regeneración casi completa de los tejidos lesionados. En los vertebrados una regeneración semejante no se produce y la cicatrización en los mamíferos consiste casi exclusivamente en fibroplasia y en regeneración epitelial. La producción de tejido fibroso es esencial para asegurar una continuidad a las estructuras anatómicas, así como una solidez suficiente de la herida. Una fibroplasia excesiva puede, sin embargo, ocasionar complicaciones quirúrgicas no deseables, tales como las adherencias intestinales, tendinosas, constricciones viscerales o anquilosis articulares.

Aunque el proceso de cicatrización varía según las especies animales (2), se tiene costumbre de describirla según un modo "ideal".

FASE FUNDAMENTAL

La inflamación aguda sigue inmediatamente al traumatismo y en las 12 horas siguientes se forma en la herida un exudado constituido por hematíes, leucocitos polimorfonucleares y fibrina. La permeabilidad capilar aumenta y las fibras de colágena en el interior de la herida se tumefactan y sufren una degeneración hialina. Los polimorfonucleares aumentan en el curso de las 24 primeras horas, pero se fragmentan en las 48 horas siguientes. En 24 a 72 horas, el número y la actividad de los macrófagos aumentan y los restos celulares en la herida son eliminados rápidamente.

Veinticuatro horas después del traumatismo se puede poner en evidencia la actividad fibroplástica sobre los bordes de la herida, pero los fibroplastos no son los más numerosos y su punto máximo de actividad lo alcanzan 72 horas más tarde. El origen de estos fibroplastos es aún tema de discusión. Se ha pretendido que provenían de elementos sanguíneos. Otros atribuyen su origen a los macrófagos. Cualquiera que sea su origen, se admite generalmente que la actividad fibroplástica nace de las células perivasculares del tejido conjuntivo laxo en la periferia de la herida.

La proliferación de los fibroplastos entre el 3.º y el 5.º día pone fin a la primera fase de la cicatrización. No aumentando la resistencia de la herida a la tracción durante este período, HOWES la había llamado "fase de retardo" (3). Se ha preferido el término de "fase fundamental" (4) después que se sabe que la cicatrización no se detiene desde el momento en que la herida es asiento de una preparación para la fibrogénesis futura. Desde que se estableció que la cicatrización no se detenía en esa fase y la herida sufría una preparación para la fibrogénesis posterior, el término de "fase fundamental" sería preferible.

Desde las 24 primera horas se puede poner de manifiesto en la herida una matriz mucopolisacarídica que alcanza el punto máximo entre el 3.º y el 5.º día. Parece que proviene de la población fibroplástica precoz. La misión de la substancia fundamental en el curso de la cicatrización permanece oscura, pero parece ser esencial para el depósito del colágeno.

La intensidad y la extensión de la formación del tejido de granulación o de la proliferación endotelial depende de la naturaleza de la herida y de la cantidad de tejido conjuntivo laxo que la rodea. En una herida pequeña cuyas paredes contactan como en una incisión, por ejemplo, la invasión vascular es muy débil. En las heridas con gran pérdida de substancia, una fina capa de tejido de granulación inmaduro recubre el fondo de la herida en 3 días. El tejido conjuntivo laxo es indispensable para la proliferación del tejido de granulación y, si llegara a faltar o fuera insuficiente, la producción de tejido de granulación sería débil o nula, cualquiera que fuese el tipo o extensión de la herida.

El tejido de granulación se compone de botones capilares recubiertos de fibroplastos; es esencial para la cicatrización por su papel en la formación del colágeno y en la nutrición tisular.

A continuación del traumatismo, la intensidad de la reacción inflamatoria inicial determina aparentemente la formación de tejido de granulación y la reacción fibroplástica. La fibrina asegura la parte más importante de la solidez de la herida durante esta fase, y, en el curso de su emigración y proliferación, la epidermis puede igualmente contribuir a su resistencia (2, 6).

FASE COLAGENA

Esta fase, también llamada fase anabólica o fibroblástica, se extiende desde el 5.º al 15.º día aproximadamente. En el curso de este período hay una formación progresiva de colágeno y la solidez de la herida aumenta rápidamente. Las retracciones se observan en las heridas abiertas. Estos hechos deberían probar el error de levantar las suturas quirúrgicas al 5.º día. Las suturas de incisiones cutáneas muestran un rápido aumento de su solidez desde el 3.er día.

Las tentativas para acelerar la cicatrización aumentando la tasa de polimerización del colágeno, por aplicación sobre la herida de polvo de cartílago, han resultado vanas. Aunque las heridas así tratadas hayan demostrado al 7.º día una mayor solidez que las heridas testigo al 9.º día (7, 8, 9), las resistencias recíprocas eran las mismas.

MADURACION DE LA CICATRIZ

Existe una renovación significativa del colágeno en los tejidos como en las heridas. Esto permite una remodelación progresiva del tejido conjuntivo cicatricial que sigue a la cicatrización primitiva.

La remodelación prosigue durante un período de varios meses, produciendo una mejora funcional progresivamente creciente. La cicatriz "nueva" típica es roja e hipertrófica; histológicamente las fibras de colágeno están depositadas al azar.

Aproximadamente tres a seis meses dsepués del traumatismo, comienza la maduración de la cicatriz. Continuando durante meses e incluso años. La vascularización disminuye, las fibras de colágeno se espesan y presentan una orientación paralela a la dirección de la tensión mecánica. Una cicatriz nunca es tan sólida como el tejido que ella reemplaza.

PAPEL DEL DERMIS EN LA CURACION DE LAS HERIDAS CUTANEAS

La fibrogénesis no puede tener lugar en el tejido conjuntivo denso a menos que los elementos fibroblásticos estén disponibles en el tejido conjuntivo laxo adyacente. Una fibroplasia activa tiene lugar en las capas más profundas subdérmicas de las heridas cutáneas, aunque los fibroblastos del dermis no presentan nada más que una actividad muy limitada.

Por este hecho, el colágeno no se deposita sino tardíamente entre los labios incindidos del dermis, y solamente como una extensión de la fibrogénesis subdérmica. No tiene lugar este depósito en la cicatriz por los elementos dérmicos.

Este papel pasivo del dermis se observa clínicamente en las heridas muy superficiales que no interesan la totalidad del espesor del dermis (arañazos, quemaduras de 2.º grado, etc.) que curan sin formación de cicatriz.

REGENERACION EPITELIAL

La fase colagénica de la cicatrización contribuye a la solidez de la herida. La formación del tejido de granulación asegura una cierta protección contra la infección. La regeneración del epitelio es, sin embargo, necesaria para que la protección, la función y la apariencia de la herida sean óptimas.

Poco tiempo después del traumatismo, una fina capa de células epiteliales emigra de los bordes de la herida para recubrir progresivamente el tejido subyacente; 36 a 48 horas más tarde, comienza la actividad mitótica de estas células migratorias, aumentando gradualmente el espesor de la capa. Este tipo de reacción se observa en las heridas que no interesan completamente el dermis.

En las heridas profundas que interesan el dermis en su totalidad antes de 3 a 5 días la actividad epitelial migratoria es pobre.

Estos hechos sugieren que el tejido de granulación debe estar necesariamente formado para permitir la epitelización definitiva de la herida.

Las células epiteliales pueden avanzar o emigrar, pero están siempre íntimamente aplicadas al lecho tisular. Progresan a lo largo de los coágulos de fibrina o de la costra formados en la herida. Se ha podido demostrar que la epidermis regeneradora segrega una enzima fibrinolítica capaz de disolver los coágulos de fibrina, así como los restos durante su progresión sobre la superficie de la herida (10, 11).

La curación de una incisión suturada con limpieza es generalmente descrita como si la epidermis creciera y progresase de una y otra parte de la solución de continuidad para unirse en los bordes. Nosotros hemos visto, sin embargo, que la cicatrización dérmica no tiene lugar sino tardíamente en el curso del proceso fibroblástico y en el momento en que la línea de unión dérmica está rellena por un coágulo de fibrina. Este punto de vista, sin embargo, debe ser modificado un poco. En el curso de su progresión, el epitelio ha de estar íntimamente aplicado a los tejidos subyacentes y la proliferación debe seguir los labios de la incisión dérmica hasta que las capas que emigran de cada borde se reunan. El epitelio se engruesa entonces progresivamente hasta confundirse con la punción de la herida (11).

CONTRACCION DE LA HERIDA

Es la disminución progresiva de la superficie interesada por desplazamiento centrípeto de los labios de la herida en todo su espesor. En otras palabras, los bordes cicatriciales tienden a ganar el centro. Este fenómeno no es el resultado de la proliferación epitelial o de la maduración del tejido cicatricial. Este proceso de contracción tiene mayor importancia en los animales que en el hombre; su piel está más débilmente asociada a los tejidos subyacentes.

EFECTOS DEL TRAUMATISMO PRIMARIO SOBRE LA CICATRIZACION

Es un hecho bien establecido que la sutura de las heridas acelera su resistencia (12, 13). La razón de ello no está bien conocida, atribuyéndosela diversamente:

— a las hormonas;
— a una más rápida polimerización y agregación de los precursores del colágeno, estando preformada la substancia fundamental;
— al lecho capilar de la herida ya funcional.

Que el fenómeno sea el resultado de factores locales más que generales (14) es el único punto en que todos los investigadores están de acuerdo.

INFLUENCIA DE LOS FACTORES GENERALES SOBRE LA CICATRIZACION

Deficiencia proteica

Las pruebas clínicas y experimentales ponen bien de manifiesto el hecho de que la cicatrización de las heridas está retardada en los enfermos severamente carenciados en proteína. La falta de proteína ocasiona un alargamiento de la fase fundamental de la cicatrización, una reducción de la actividad y del número de los fibroblastos, un retraso en la maduración del colágeno, una disminución de la resistencia de la herida y una mayor frecuencia de las desuniones cicatriciales (15). La administración de metionina (cistina) puede compensar, al menos en parte, los efectos de esta deficiencia en proteínas (16, 17), que, si no es más que moderada, no retrasará la cicatrización.

Deficiencia en ácido ascórbico

La cicatrización y la regeneración epidérmica están retrasadas en los escorbúticos (18). Esta carencia provoca una insuficiencia de la substancia fundamental y, por ello, un retraso del depósito de las fibras de colágeno (4, 18, 19). El resultado evidente es que el aumento de resistencia a la tracción es menor, y que ésta es inferior a la de los animales normales. La corrección de esta deficiencia es posible y comienza precozmente, desde las primeras 24 horas que siguen a la administración de ácido ascórbico (20).

Anemia

Se la considera generalmente como nefasta para la cicatrización de las heridas, pero es difícil de demostrar la importancia. En efecto, los pacientes anémicos están igualmente afectados de otras deficiencias, generalmente de naturaleza alimentaria. Un valor hematocrito bajo puede por consiguiente ser el índice de una mala cicatrización.

Leucopenia

Una cifra leucocitaria baja, sea de cualquier origen, interfiere posiblemente con la cicatrización, aumentando el riesgo de infección.

Hormonas (21, 22)

La secreción fisiológica de hormonas suprarrenales o pituitarias en el curso de la agresión tiene por misión asegurar la supervivencia del animal. Ellas ocasionan igualmente modificaciones en el equilibrio hídrico, electrolítico, proteico. Es poco probable que los valores fisiológicos de estas secreciones afecten la cicatrización. Muchos de los esteroides, si son administrados en grandes dosis, clínica o experimentalmente, ocasionan retrasos. Esta acción no es siempre apreciable (23, 24). Las dosis únicas o de agresiones agudas tienen poco efecto sobre la cicatrización (2).

Edad

Clínicamente las heridas tienen tendencia a curar más lentamente en los animales viejos. Se le atribuye distintamente a:

1. Una disminución de la fibroplasia.
2. Una ralentización de la proliferación celular.
3. Factores nutricionales.
4. Mayor sensibilidad a la infección.

Manifiestamente numerosos factores entran en juego. Es necesario ser muy consciente que, desde un punto de vista clínico, esta dificultad subsiste y que se debe prestar una atención sostenida al menor detalle de técnica quirúrgica, así como a la corrección de deficiencias evidentes.

INFLUENCIA DE LOS FACTORES LOCALES SOBRE LA CICATRIZACION

Algunos factores capaces de afectar la cicatrización está bajo el control del cirujano; otros, no, y entre estos últimos se puede citar:

1. La temperatura cutánea (una temperatura cutánea baja retrasa la cicatrización).

2. El aporte sanguíneo (la cicatrización es más rápida en las zonas de buena vascularización).

3. La presencia del tejido conjuntivo laxo (los tejidos conjuntivos densos, por ejemplo las fascias o los tendones, no recobran sino más lentamente su resistencia, que permanece tributaria de las suturas durante semanas después que la piel haya cicatrizado) (15).

Otros factores locales están bajo el control del cirujano en mayor o menor grado.

El traumatismo

Un cierto traumatismo tisular es la consecuencia inevitable de la incisión, disección y sutura de la herida quirúrgica. Todo traumatismo excesivo aumentará las cantidades de restos tisulares en la herida, disminuirá la actividad y la viabilidad de los tejidos, aumentará la superficie a cicatrizar, retardando así la curación (25). Los traumatismos inútiles prolongan los estados preliminares de la cicatrización de la herida, disminuyen la velocidad de consolidación de la misma, favorecen la infección y las cicatrices exuberantes circunstancialmente inelegantes y molestas.

Una técnica suave permite evitar estas complicaciones.

La excisión de la fascia retrasa la cicatrización; es importante preservar el tejido conjuntivo fino y vascularizado que rodea la zona.

Hematomas

Las colecciones de sangre en la herida y en su proximidad pueden retrasar la cicatrización por tracción mecánica de los tejidos al interferir con la cicatrización local, suministrando un excelente medio de cultivo para la infección bacteriana.

Tales colecciones sanguíneas prolongan también la fase fundamental, tan necesaria a la cicatrización.

Una técnica meticulosa evitará la formación de hematomas. Numerosas pequeñas hemorragias se detendrán ellas mismas bajo las compresas humedecidas con suero fisiológico. Las compresas calientes no son recomendables, pues ocasionan destrucciones celulares. Los vasos más importantes deben ser cerrados con la ayuda de pinzas hemostáticas finas y ligados, bien con material de sutura fino o por electrocoagulación. Es preciso evitar en el curso de la sutura los espacios muertos entre las capas tisulares, muy favorables para el acúmulo de serosidades. Las "curas" compresivas o los drenajes son en ocasiones necesarios para la prevención de estos hematomas.

Duración de la operación

Una técnica meticulosa no es siempre suficiente para asegurar la buena cicatrización. La exposición prolongada del tejido retrasará la cicatrización. Una exposición directa al calor del scialitico provocará la desecación de los tejidos incluso aunque se haya tenido cuidado de mantener las carnes húmedas, las células se lisan, no siendo isomolares los electrolitos de las soluciones empleadas para la humidificación.

La posibilidad de una infección bacteriana aumenta más cuando el tiempo de exposición se prolonga.

Infección

La infección retrasa o impide la cicatrización, provocando el pus una distensión mecánica del mismo modo que los hematomas. Algunas toxinas bacterianas pueden destruir las células o provocar trombosis vasculares. A veces es necesario drenar estas colecciones purulentas; por ejemplo, en el caso de osteomielitis.

El problema de la infección de las heridas no debe tomarse a la ligera. La opinión, muy extendida, según la cual la sola contaminación bacteriana ocasiona una infección clínica, no se justifica completamente. Esto descansa sobre tres observaciones.

1. Las heridas quirúrgicas y traumáticas curan sin infección incluso cuando nada ha sido hecho para limitar la contaminación bacteriana.
2. A pesar de las precauciones asépticas modernas, en un tercio de las heridas quirúrgicas se ha podido poner de manifiesto a bacterias capaces de probocar infecciones; sin embargo, se infectan muy poco.
3. Las experiencias han demostrado que un gran número de organismos virulentos depositados en las heridas quirúrgicas animales no provocan infección cuando se guarda una atención particular al sitio y a la sutura de la herida (26, 27, 28).

Es indudable que existe una relación estrecha entre la infección de una herida y la competencia técnica del cirujano que hace su incisión, regla su hemostasia, proteje los tejidos expuestos durante la intervención y cierra la herida. La comprobación de la superioridad del material de sutura de un solo hilo al reducir el porcentaje de infecciones con relación al material trenzado o torcido encuentra su aplicación muy particularmente en el cierre de las heridas.

BIBLIOGRAFIA

1. Devito, R. V. Healing of Wounds. Surgical Clinics of North America. 45, 2, 441, 1965.
2. Van Winkle, W. The tensile strength of wounds and factors that influence it. Surg. Gynec. Obstet. 819-842, 1969.
3. Howes, E. G., Sooy, J., and Harvey, S. C. The healing of wounds as determined by their tensile strength. J.A.M.A. 29, 42, 1929.
4. Dunphy, J. E., and Udupa, K. M. Chemical and histochemical sequences in the normal healing of wounds. New England J. Med. 253: 487, 1955.
5. Edwards, L. C., Pernokas, L. N., y Dunphy, J. E. The use of plastic sponge to sample regenerating tissue in healing wounds. Surg. Gynec. and Obst. 105: 303, 1957.

6. ROVEE, D. T., y MILLER, C. A. Epidermal role in the breaking strength of wounds. Arch. Surg. 96: 43-52, 1968.
7. PAULETTE, R. E., y PRUDDEN, J. F. Studies on the acceleration of wound healing with cartilage. II Histologic Observations. Surg. Gynec. and Obst. 108: 506, 1959.
8. PRUDDEN, J. F., NISHIHARA, G., y BAKER, L. The acceleration of wound healing with cartilage. I Surg. Gynec. and Obst. 105: 283, 1957.
9. PRUDDEN, J. F., TENEICK, M. L., SVAHN, D., y FRUEH, B. Acceleration of wound healing in various species by parenteral injection of saline extract of cartilage. J. Surg. Res. 4: 143, 1964.
10. CLARK, E. R., y CLARK, E. L. Growth and behavior of epidermis as observed microscopically in observation chambers in ears of rabbits. Am. J. Anat. 98: 171, 1953.
11. GILMAN, T., y PENN, J. Studies on the repair of cutaneous wounds. Med. Proc. 2, Suppl. 121, 1956.
12. DOUGLAS, D. M. Acceleration of wound healing produced by preliminary wounding. Brit. J. Surg. 46: 401, 1959.
13. BOTSFORD, T. W. The tensile strength of sutured skin wounds during healing. Surg. Gynec. Obstct. 72: 690, 1941.
14. PEACOCK, E. E. Jr. Some aspects of fibrogenesis during healing of primary and secondary wounds. Surg. Gynec. and Obst. 115: 408, 1962.
15. RUSSELL, P. S., y BILLINGHAM, R. E. Some aspects of the repair process in mammals. Prog. Surg. 2: 1. 1962.
16. LOCALIO, S. A., MORGAN, M. E., y HINTON, J. W. The biological chemistry of wound healing. Surg. Gynec. and Obst. 86: 582, 1948.
17. WILLIAMSON, M. B., y FROMM, H. J. Effect of cystine and methionine on healing of experimental wounds. Proc. Soc. Exp. Biol. Med. 80: 623, 1957.
18. DUNPHY, J. E., UDUPA, K. N., y EDWARDS, L. C. Wound healing: a new perspective with particular reference to ascorbic acid deficiency. Ann. Surg. 144: 304, 1956.
19. LEVENSON, S. M., BIRKHILL, F. R., y WATERMAN, D. F. The healing of soft tissue wounds. Surg. 28: 905, 1950.
20. ROSS, R., y BENDITT, E. P. In vivo, extracellular, collagen fibrillogenesis. Nature. 197: 395, 1963.
21. HOWES, E. L., PLATZ, C. M., BLUNT, J. W., y RAGAN, C. Retardation of wound healing by cortisone. Surg. 28: 177, 1950.
22. DI PASQUALE, G., y STEINETZ, B. G. Relationship of food intake to the effect of cortisone acetate on skin wound healing. Proc. Soc. Exp. Biol. Med. 117: 118, 1964.
23. MCNAMARA, J. J., LAMBORN, P. J., MILLS, D., y AABY, J. V. Effect of short-term pharmacologic doses of adrenocorticosteroid therapy on wound healing. Ann. Surg. 170: 199, 1969.
24. ERLICH, H. P., y HUNT, T. R. The effects of cortisone and anabolic steroids on tensile strength of healing wounds. Ann. Surg. 170: 203, 1969.
25. ELLIS, J. D. The rate of healing of electrosurgical wounds as expressed by tensile strength. J.A.M.A. 96: 16, 1931.
26. FERGUSON, D. J. Pareian and Listerian slants on infection in wounds. Perspectives in Biology and Med. 14: 63, 1970.
27. CONDIE, J. D., y FERGUSON, D. J. Experimental wound infections: contamination versus surgical technique. Surgery. 50: 161-168, 1961.
28. DUNPHY, J. E., y JACKSON, D. S. Practical application of experimental studies in the care of the primarily closed wound. Amer. J. Surg. 194: 273-282. 1962.

II. El shock

WAYNE MC. DONELL

INTRODUCCION

El shock es un síndrome clínico en el curso del cual el sistema cardiovascular es incapaz de mantener en estado conveniente su presión y su gasto cardiaco. Este desfallecimiento de los mecanismos de transporte de sangre amenaza la vida desde luego a nivel celular. Las células deben estar correctamente aprovisionadas y sus productos de desecho evacuados bajo pena de muerte. Cuando esta muerte celular se extiende, el shock es irreversible. No se le puede diagnosticar sino posteriormente. El tratamiento debe restablecer una correlación satisfactoria entre la presión y el flujo y prevenir los efectos de la reducción prolongada de la una y del otro.

Los animales shockados tienen en general un comportamiento alterado que puede oscilar de la agitación a la apatía, la debilidad muscular, la ausencia o disminución de los reflejos e incluso un estado de semi-inconsciencia o un coma. Frecuentemente se observa una facies transformada con ptosis de los párpados superiores, hundimiento de los globos oculares, ojos vidriosos en rotación a veces hacia lo alto.

El pulso es generalmente débil y rápido, la taquicardia casi invariablemente presente. Ella es el reflejo del aumento de la tasa de las catecolaminas circulantes y verdaderamente de una estimulación simpática directa del corazón.

Aunque los síntomas descritos se observan más o menos en todos los animales en estado de shock, el aspecto clínico difiere, según que el shock esté ligado a una vaso-constricción o a una vaso-dilatación periférica.

SHOCK HIPOVOLEMICO

El shock hipovolémico resultante de una hemorragia es el tipo más corrientemente encontrado en los animales. El volumen sanguíneo de un perro está evaluado en 100 ml/kg, por lo que se puede calcular fácilmente el volumen total de sangre y su pérdida. Los síntomas precoces de shock aparecen cuando la pérdida sanguínea alcanza al 15-25 %.

Un 40 % de pérdida sanguínea hará aparecer un cuadro clásico de shock; sin embargo, perros de buena salud pueden reaccionar sin tratamiento.

Una pérdida del 50 % del volumen sanguíneo entraña un shock irreversible a menos de que se instaure un tratamiento apropiado.

La hemorragia produce un descenso inmediato de la presión sanguínea. La actividad de los baro-receptores, en las aurículas derecha e izquierda, el seno carotídeo y el arco aórtico, disminuye. La estimulación del centro vasomotor a nivel del eje cerebral desencadena una vaso-constricción generalizada.

Al mismo tiempo, este centro estimula el hipotálamo que libera ACTH y ADH (hormona antidiurética). La médula suprarrenal solicitada igualmente segrega adrenalina y noradrenalina. La inhibición vagal del corazón es suprimida y los nervios simpáticos estimulan este órgano directamente, produciendo una taquicardia y un reforzamiento de la actividad miocárdica (MAC DONALL, 1970).

Solamente dos órganos no pueden soportar un déficit de oxígeno, el corazón y el cerebro. Parece que los mecanismos de defensa del organismo en su conjunto tienen por misión preservar la irrigación adecuada de estos dos órganos. A este fin, la vaso-constricción es selectiva. El flujo sanguíneo, proporcionalmente al gasto cardiaco, es redistribuido más ampliamente en las vías vasculares cardiaca y cerebral que en los territorios hepático, cutáneo, mesentérico y renal.

La vaso-constricción puede disimular una hemorragia severa y prevenir el shock si la presión sanguínea es normal. Mientras que esta vaso-constricción preserva la vida a corto plazo, contribuye también a la irreversibilidad del shock.

La mayoría de los signos clínicos del shock hemorrágico son el reflejo de una estimulación adrenalino-simpática. Se observa típicamente en el animal:

1. Taquicardia: por encima de 150 mn en el perro, 180 mn en el gato, 60 mn en los caballos, 100 mn en los rumiantes.
2. Mucosas pálidas, frías y húmedas.
3. Lengua seca y arrugada.
4. Venas superficiales contraídas.
5. Pulso débil, filante, a nivel de una gran arteria como la femoral.
6. Pulso impalpable a nivel de las arterias periféricas: podal o lingual, por ejemplo.
7. Tiempo de relleno capilar ralentizado.
8. Frialdad de las extremidades y temperatura corporal disminuida.
9. Oliguaria o anuria.
10. Ritmo respiratorio aumentado debido a la acidosis metabólica.

El volumen globular disminuye progresivamente en el curso del shock hemorrágico en razón de una llamada líquida en el lecho vascular.

En caso de deshidratación, de huida plasmática, o de pérdida líquida en un espacio corporal (intestino, por ejemplo) el volumen globular puede aumentar.

En fin de cuentas, el shock hipovolémico puede tomar las características de un shock endotoxínico.

SHOCK SEPTICO, ENDOTOXINICO O POR INTOXICACION POR LA FENOTIAZINA (Tranquilización)

El shock séptico puede ser la consecuencia de la proliferación de organismos gram positivos o gram negaivos liberando respectivamente exo o endotoxinas.

Clínicamente no es posible diferenciar un shock debido a una u otra de estas toxinas. Si el shock endotoxínico es el más corriente en medicina veterinaria y se asocia generalmente a un accidente intestinal o a una colibacioisis neonatal, puede también aparecer al final de los shocks de cualquier origen.

No es necesaria una septicemia para tener una absorción de endotoxina. El deterioro del sistema reticulohistiocitario (principalmente en el hígado) produce una inhibición de la fagocitosis y una incapacidad de detoxicar los productos nocivos de la sangre portal. El sistema reticulohistiocitario funciona normalmente como primera defensa contra toda absorción de endotoxina de bacterias gram negativas. Existen algunas controversias sobre la cantidad exacta de sangre de la que el hígado es privado al principio del shock, pero verdaderamente la hipoxia se produce muy pronto en el perro, permitiendo la proliferación de bacterias anaerobias (clostridiales) con producción de toxina.

El shock resultante de una reacción tóxica por tranquilizantes a base de fenotiazina se estudia aquí en razón de la amplia difusión de estos productos y de las reacciones que ellos provocan a veces. El aspecto clínico es semejante al de un shock endotoxínico: es el recuerdo de la administración de una droga ataráxica lo que permite diferenciar el origen.

La vasoconstricción puede manifestarse precozmente en el curso del shock endotoxínico o séptico; sin embargo, en el momento del reconocimiento los síntomas son los de una vasodilatación profunda y de una hipotensión. Los tranquilizantes fenotiazínicos, siendo α bloqueadores estos síntomas, serán igualmente los de una vasodilatación importante. En el animal se observa clásicamente:

1. Taquicardia.
2. Mucosas calientes, secas, enrojecidas.
3. Lengua seca, rosada, caliente (aspecto de terciopelo).

4. Tiempo de relleno capilar ralentizado, valorado por la vuelta de la mucosa al color rosa normal después del blanqueamiento por presión digital.
5. Pulso débil en las arterias principales, impalpable en las arterias periféricas.
6. Extremidades calientes. La temperatura corporal puede ser más alta, normal o inferior a la normal.
7. Oliguria o anuria.
8. Disnea resultante de la acidosis metabólica.

Todos los signos de shock por vasoconstricción o vasodilatación no son siempre manifiestos. Los síntomas dependerán del tipo de la agresión, de la resistencia o de la sensibilidad del paciente y del estado de desarrollo del shock.

VIGILANCIA EN EL CURSO DE LA TERAPEUTICA DEL SHOCK

Una vigilancia cuidadosa en el curso de la terapéutica del enfermo en estado de shock es de particular utilidad en los animales que no respondan rápidamente a una terapéutica apropiada, generalmente porque el tratamiento es tardío.

Algunos signos clínicos sencillos son de una gran importancia para valorar la respuesta al tratamiento.

1. El ritmo cardiaco. El retorno a la normalidad del ritmo cardiaco es la prueba de una reducción de la estimulación suprarrenalosimpática y de una respuesta favorable al tratamiento.
2. El pulso. El retorno de un pulso bien percutido en las arterias periféricas es un signo favorable.
3. La duración del rellenado capilar y la recoloración de las mucosas son el índice de la vuelta de la perfusión tisular por circulación capilar.
4. La emisión de orina. Su vuelta es el índice de una irrigación renal correcta y en consecuencia de una irrigación verdaderamente adecuada de las otras regiones.

Otros parámetros pueden tomarse clínicamente ocasionando más o menos gastos y complicaciones.

1. La presión venosa central (P.V.C.). En principio se utiliza para determinar cuándo las transformaciones o perfusiones son suficientes. La P.V.C. es el índice de la buena calidad del retorno venoso y verdaderamente del volumen de sangre circulante, en relación con la capacidad de bombeo del corazón.
2. La temperatura. En el curso del shock, la hipotermia puede aparecer rápidamente y si es suficientemente importante provocar un bloqueo cardiaco y una depresión del sistema nervioso central. Las reacciones enzimáticas orgánicas que intervienen en el metabolismo de los medicamentos funcionan

correctamente a una temperatura corporal normal. Una hipotermia importante puede, en algunos casos, detener virtualmente el metabolismo de los barbitúricos, de los narcóticos, de los tranquilizantes.

3. Determinación del valor hematocrito y de la hemoglobina. Un hematocrito es fácil de hacer y si llega la ocasión es muy útil. Sin embargo, los resultados deben ser interpretados en función del conocimiento de las pérdidas sanguíneas o líquidas, de la duración del shock y de las grandes variaciones del hematocrito normal.

4. El estado del equilibrio ácido-básico arterial. La corrección precisa de la acidosis metabólica y ocasionalmente de la deficiencia respiratoria que acompaña el shock exige una medida del equilibrio ácido-básico precisando un equipo relativamente costoso. Sin embargo, con frecuencia, el grado de acidosis debe ser valorado necesariamente.

5. La presión sanguínea arterial. Es un parámetro a menudo sobrestimado. No obstante, las modificaciones de la presión arterial valoradas directa o indirectamente son ricas en datos si se les interpreta en función de lo que sucede simultáneamente a nivel de la circulación capilar.

TRATAMIENTO

La prevención es el mejor tratamiento y en las operaciones puede hacerse mucho para prevenir el shock: los enfermos desnutridos, anémicos, deshidratados, enfermos de cáncer o de infección deberían ser puestos en un estado de salud conveniente, si fuera posible, antes de afrontar la cirugía. La administración preoperatoria de soluciones o de sangre en los casos de piómetra o de cirugía intestinal es preferible siempre. Esta terapéutica puede proseguirse durante y después del acto quirúrgico.

Aunque la sedación preoperatoria sea útil por suprimir la aprensión y potencializar la anestesia, el agente debe escogerse con cuidado. Los tranquilizantes se han mostrado experimentalmente como agentes de protección contra la aparición de un shock irreversible: sin embargo, son los depresores de la presión sanguínea, cuya acción no es fácilmente reversible. Los barbitúricos, siendo débilmente analgésicos, aumentan la probabilidad de shock, que es raro en el curso de la anestesia con halotano o por metoxifluorano. Cuando hay hemorragia, el mejor medio de prevención del shock es detenerla. La administración de sangre no substituye nunca la hemostasis en el curso del acto quirúrgico.

En el curso de maniobras operatorias se puede prevenir o reducir el shock por el manejo prudente de los tejidos. Hay dos métodos para producir un shock experimental.

1. El traumatismo de un miembro.
2. La manipulación brusca de las vísceras abdominales.

Estas dos condiciones pueden realizarse en la clínica con los cirujanos poco cuidadosos. No se debe nunca utilizar torniquetes para cohibir una hemorragia allí donde pueden emplearse otros métodos.

Es preciso tener un cuidado particular con los traumatismos, tales como fracturas o las heridas para prevenir el shock o el aumento de su gravedad. Si se debe administrar antibióticos, es preciso hacerlo antes de la operación.

Antes de entrar en el detalle de la terapéutica del shock, deben señalarse algunos puntos generales.

1. Sin tener en cuenta el tipo de shock, considerar siempre que el animal tiene un volumen circulatorio sanguíneo insuficiente.
2. Tratar de determinar las causas del shock.
3. No suponer que el shock se va a detener por sí mismo.
4. No tardar en instaurar un tratamiento.
5. Evitar las acciones inútiles.
6. No dar drogas sedantes (excepto para el control del dolor).
7. No practicar la anestesia profunda.

El tratamiento del shock debe tender a la prevención de una isquemia prolongada en todos los territorios vasculares. En este sentido, las medidas terapéuticas específicas siguientes deben ser puestas en práctica.

1. Restauración del volumen de sangre circulante: se utiliza sangre total en las pérdidas sanguíneas agudas, plasma o líquidos de substitución (o soluciones tamponadas de electrólitos)) en caso de hemoconcentración y si es posible hematíes centrifugados en caso de hemodilución. Se puede administrar la sangre muy rápidamente teniendo cuidado de vigilar la P.V.C. La cantidad es evaluada en función de la respuesta clínica y de la P.V.C. y en la mayoría de los casos entre los 20 ml y 50 ml/kg. Un perro puede recibir su propio volumen de sangre en 24 horas.

2. El reemplazo de la pérdida líquida en los diferentes sectores del organismo.

Incluso en un shock debido a hemorragia se produce una pérdida líquida intracelular e intersticial en el sistema vascular. En la hemoconcentración, las soluciones tamponadas de electrólitos solos son frecuentemente insuficientes para restablecer el volumen de sangre circulante y las deficiencias líquidas. Se utiliza entonces soluciones próximas a la composición del plasma y de baja cantidad de potasio; por ejemplo: el Ringer lactato, o el Normosol R (ABBOTT).

La proporción de solutos a administrar en relación a la sangre en el curso de un shock hemorrágico es generalmente de 2 ó 3 por 1. El fin de la administración líquida se valora igualmente por la respuesta clínica y la P.V.C. Las cantidades del orden de 40 a 50 ml por minuto son razonables en algunos casos.

3. La administración de oxígeno es siempre racional, ya que ella asegura la saturación de la hemoglobina y protege las células de la hipoxia. A veces la ventilación debe ser asistida, pero con frecuencia la mascarilla o la sonda endotraqueal son suficientes.

4. La corrección de la acidosis metabólica. Los lactatos y los acetatos son metabolizados en el hígado para aportar un ion bicarbonato. Sin embargo, la administración de bicarbonato es preferible.

La dosis puede calcularse según la siguiente fórmula:

$$\underset{\text{(mEq)}}{\text{Dosis de bicarbonato}} = \frac{\text{peso del cuerpo (kg)}}{2} \times \underset{\text{(mEq/litro)}}{\text{Déficit en bicarbonato}}$$

También se puede administrar empíricamente 2 a 4 mEq de bicarbonato por kg de peso vivo por cada media hora que dure el shock.

5. Utilización de drogas vasomotoras.

a) vasopresores. Estos no deberán utilizarse más que si el animal amenaza morir antes que se pueda aplicar la terapéutica líquida o como ayuda en las intoxicaciones por los tranquilizantes.

b) vasodilatadores. Las drogas pueden utilizarse para "abrir" los territorios circulatorios periféricos después de la restauración de la P.V.C. Generalmente no son necesarias, ya que la circulación periférica se restablece por sí misma con la terapéutica líquida y sanguínea.

6. El dextrano, de peso molecular bajo (Dextrano 40), y la heparina se utilizan ocasionalmente para reducir la viscosidad de la sangre y prevenir las microtrombosis de la circulación capilar. Son útiles sobre todo en el shock endotoxínico.

7. Los antihistamínicos pueden administrarse para oponerse a la liberación de histamina a partir de las células anóxicas.

8. Los corticosteroides parecen tener un efecto beneficioso en el shock séptico y endotoxínico si se les administra en dosis masivas, por ejemplo, 50 a 75 mg/kg de hidrocortisona o 1 a 2 mg/kg de dexametasona. Es difícil de demostrar experimentalmente o de probar clínicamente su efecto benéfico. La acción de los corticosteroides es verdaderamente una estimulación inotropa del miocardio; sin embargo, algunos piensan que protegen los capilares contra las lesiones anóxicas y previenen el agotamiento arteriolar.

9. Los antibióticos de amplio espectro deberán ser administrados para evitar la proliferación bacteriana.

10. Los diuréticos osmóticos, como el manitol, pueden utilizarse para aumentar la diuresis si el restablecimiento del volumen sanguíneo no es suficiente para combatir la oliguria.

11. El calor corporal debe ser mantenido y es preciso esforzarse en no dejarlo bajar más de 2° C por debajo de lo normal.

BIBLIOGRAFIA

1. MacDonald, A. S. Shock: fundamental aspects. Modern Medicine of Canada. 25 May. 39-46, 1970.
2. Sattler, F. P. Shock. In Current Veterinary Therapy III, Small Animal Practice. Ed. R. W. Kirk, W. B. Saunders Co., Toronto, 1968, pp. 24-34.
3. Fitts, C. T. Vasoactive drugs in treatment of shock. Post-graduate Medicine 48. Sept. 105-109, 1970.
4. Baxter, C. R., Canizaro, P. C., Carrico, E. J., y Shires, G. T. Fluid resuscitation of hemorrhagic shock. Post-graduate Medicine. 48. Sept. 85-99, 1970.
5. Forland, M. D., y Talley, R. C. Treatment of renal abnormalities accompanying shock. Post-graduate Medicine 48. Sept. 128-133, 1970.
6. Hardaway, R. M., James, P. M., Anderson, R. W., Bredenberg, C. E., y West, R. I. Intensive study and treatment of shock i man. J.A.M.A., 199, 779-790, 1967.
7. MacLean, L. D., MacLean, A. P. H., y Duff, J. H. Hemodynamic and metabolic abnormalities in septic shock. Post-graduate Medicine 48. Sept. 114-122, 1970.
8. Mansberger, A. R. Clinical guides to therapy of shock. Post-graduate Medicine 48. Sept. 84-89, 1970.

III. Traumatismos de la cabeza y del cuello

J. ARCHIBALD, J. DINGWALL y P.-W. PENNOCK

ALCANCES CRANEO-CEREBRALES

Este tipo de lesión, las fracturas del cráneo por ejemplo, puede descuidarse en el curso de un examen clínico inicial después de un accidente, siendo atraída la atención del clínico por lesiones más evidentes, tales como las escoriaciones, fracturas y laceraciones cutáneas o musculares.

La historia y el examen clínico de un accidentado son de una importancia capital para poner en evidencia un traumatismo craneal.

Los factores a tomar en consideración en tales casos para evitar la muerte son: el shock, la infección, la asfixia y las lesiones o trastornos concomitantes del organismo.

Signos clínicos

Las lesiones del revestimiento cutáneo son visibles después de la inspección o palpación. La contusión del cráneo se diagnostica en el examen clínico complementado con un estudio radiográfico (fig. 1 a). Las lesiones craneanas se acompañan frecuentemente de un aumento de la presión intracraneana, consecuencia general de una hemorragia epidural, subdural o intracerebral.

El traumatismo cerebral produce a menudo una pérdida de la conciencia o convulsiones. Las pupilas pueden estar en miosis, insensibles a la luz, asimétricas en su diámetro o en midriasis. La dilatación de las pupilas es un signo desfavorable generalmente seguido de la muerte.

El edema cerebral difuso, si el animal no está comatoso o convulsivo, se caracteriza por depresión, ceguera, nistagmus, paresia o parálisis de los miembros.

Una contusión cerebral discreta o un hematoma puede provocar signos localizados; por ejemplo: anomalías a nivel de los nervios craneanos, "vueltas en círculo" o hemiparesia.

Se puede encontrar otros signos tales como una hemorragia escleral o una respiración deprimida. El edema de la papila, debido al aumento de la presión craneana, se ve raramente en el perro (1).

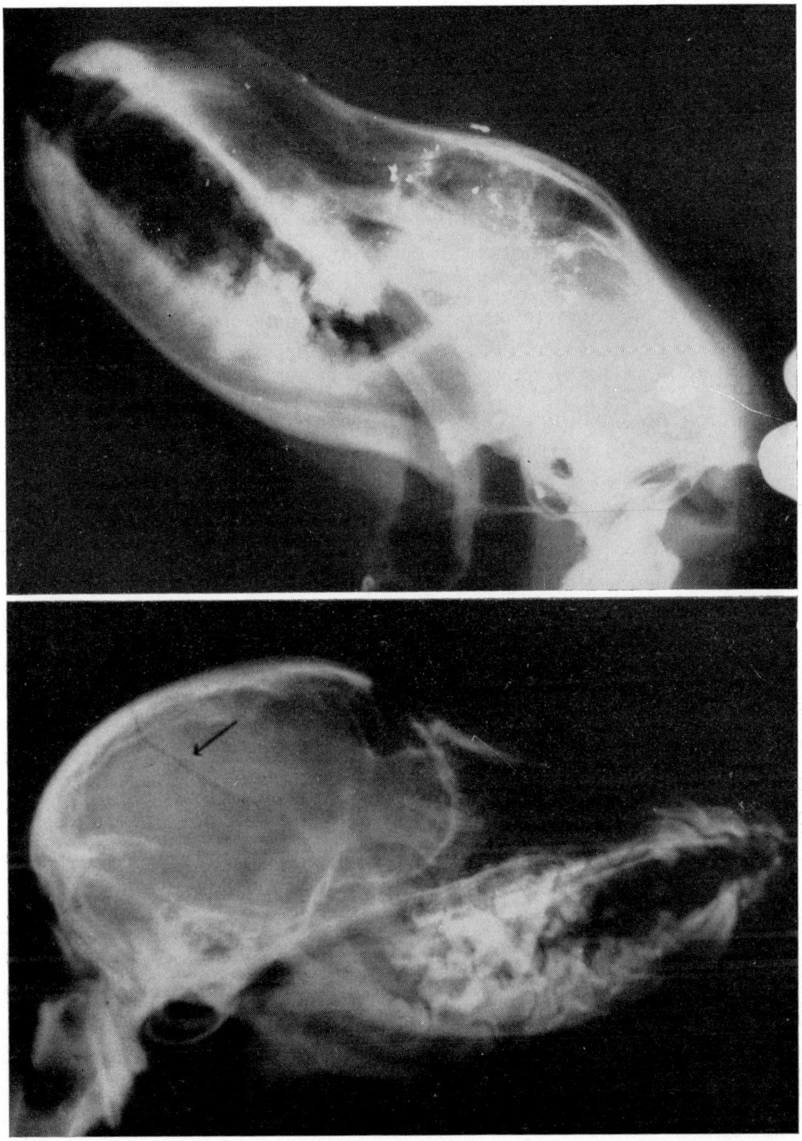

a)

b)

FIG. 1 a. *Herida por arma de fuego del cráneo. Radiografía lateral mostrando numerosos fragmentos de plomo y una fractura del hueso parietal.*

FIG. 1 b. *Fractura lineal del cráneo causada por un automóvil tres días antes del examen radiográfico. El perro estaba atáxico en la presentación.*

La salida de líquido cefalorraquídeo por la nariz o las orejas es el índice de una fractura complicada del cráneo. Las zonas depresibles a la palpación con un cuero cabelludo intacto sugiere una fractura lineal (fig. 1 b).

Diagnóstico

Las laceraciones del cuero cabelludo deben explorarse con un dedo enguantado o un instrumento estéril para determinar la depresión de una fractura craneana. Los estudios radiográficos confirmarán su presencia o revelarán las que han escapado al examen clínico.

El diagnóstico de la contusión cerebral no puede sin embargo fundarse únciamente sobre la evidencia radiográfica; una fractura craneal no está nece sariamente asociada con una lesión cerebral. La muerte del paciente puede ser la consecuencia de un tratamiento que se inspire únicamente en las conclusio nes radiográficas.

Un examen del líquido céfalo-raquídeo puede ser útil para el diagnóstico y eventualmente para el tratamiento de la contusión neuro-craneana. Un aumento de la presión o de las proteínas, la presencia de sangre, son los índices del traumatismo. No se debe recurrir a una punción de la gran cisterna bajo anestesia si el paciente no puede ser sometido a un control o si se encuentra en un estado desesperado, con dilatación pupilar o respiración intermitente (2). Una muestra de líquido céfalo-raquídeo puede obtenerse fácilmente sobre un animal comatoso.

Técnica de la punción de la gran cisterna

Una vez el animal convenientemente inmovilizado, es decir, anestesiado e intubado y la región atloido-occipital preparada quirúrgicamente, se le coloca en posición lateral derecha o izquierda, a gusto del clínico, la cabeza flexionada por lo menos 90° sobre el cuello. El punto donde se efectúa la punción se indica en la figura 2.

La aguja es insertada en un punto definido perpendicularmente a la cara dorsal del cuello. Se aprecia una disminución de la resistencia a la penetración de la aguja desde que ésta penetra la gran cisterna (fig. 3). Es preciso poner cuidado en el momento de la penetración de la aguja al traumatismo del eje cerebral. No es posible definir una regla absoluta concerniente a la profundidad a la que la aguja debe ser inserta; este dato varía con la talla y la raza del perro. Una vez hecha la punción, se puede valorar la presión intracranea na por la fuerza con que salga el líquido céfalo-raquídeo por la aguja; un rezume lento es normal. Se utiliza un manómetro espinal de agua cuando se quiere obtener medidas precisas. La presencia de sangre en el líquido es señal de lesiones severas. El origen de esta sangre, sin embargo, hay que precisarlo, ya que es necesario por completo distinguir la hemorragia cerebral de la sangre provocada por la punción de la gran cisterna.

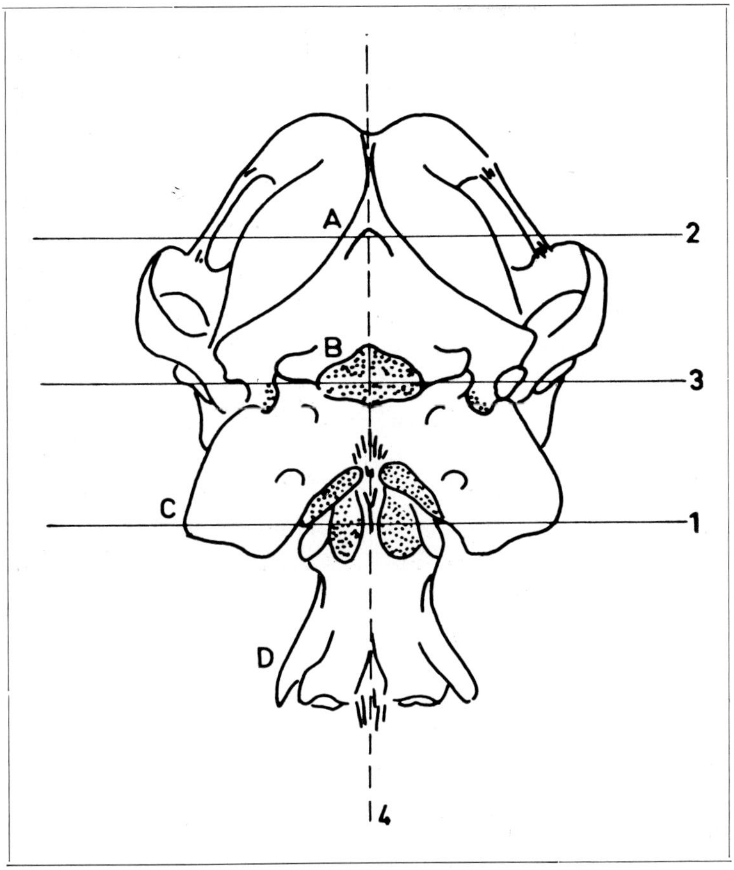

FIG. 2. *Técnica de la punción de la gran cisterna (cisterna magna).*

El punto por el cual debe insertarse la aguja en la gran cisterna (B) es determinado trazando una línea imaginaria (2) a una y otra parte de la protuberancia occipital externa (A), una paralela (1) cruzando los salientes de las alas del atlas (C) y otra paralela (3) a media distancia de las dos primeras y una línea mediana (4) determinando en su intersección el punto de punción. PALUMBO, N.: "The role of the cerebrospinal top in the neurological Examination of the Dog". Canad. Vet. J. 5, 135-139 (1964).

Tratamiento

El tratamiento de las contusiones cerebrales debe ser médico o quirúrgico, con miras conservadoras, esforzándose por asegurar un ambiente favorable a la curación, puesto que no existe ninguna regeneración de las células del sistema nervioso.

El cerebro reacciona a los traumatismos por una "hinchazón". Que se trate de un verdadero edema o de cualquier otro tipo de "hinchazón" es un problema académico; el tratamiento debe tender a reducir esta "hinchazón"

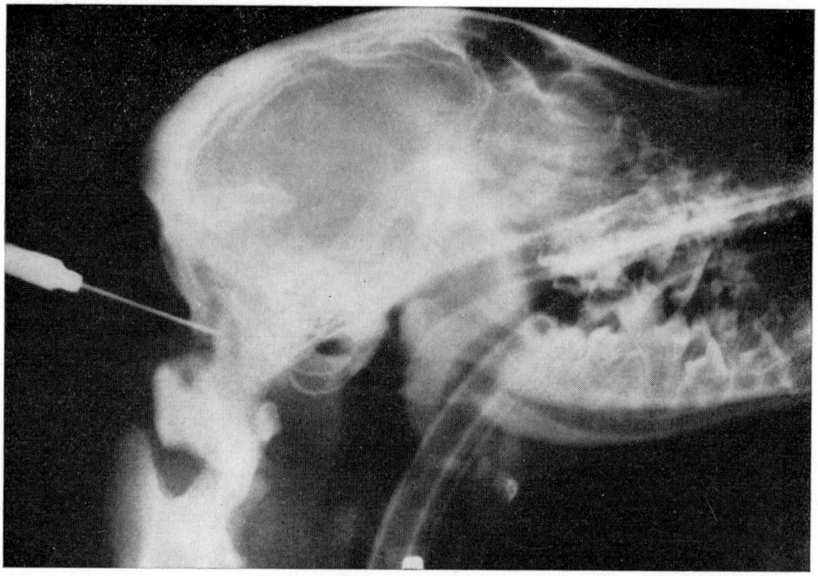

FIG. 3. *Radiografía presentando la posición de la aguja en el interior de la cisterna cerebelo medular (cisterna magna).*

antes que el tejido cerebral llegue a herniarse a través de los diferentes orificios craneales, comprimiendo así los centros reflejos, llegando así a la muerte.

Una buena ventilación debe quedar asegurada en caso de dificultad respiratoria que aumenta la presión intra-torácica, dificultando de este modo el drenaje venoso cefálico y aumentando por este hecho la presión intracraneana. El oxígeno debe ser dispensado en caso de anoxia y todo ha de estar dispuesto para la eventualidad de una traqueotomía (por la técnica citada "traumatismo torácico").

Se cree generalmente que el shock es raramente un problema en el curso de los traumatismos agudos de la cabeza (4). Este punto de vista parece ser muy general y cada caso debe ser considerado en cuanto a sus síntomas de shock.

Contrariamente a numerosos tipos de traumatismos, la deshidratación es más un problema a investigar que a resolver.

El edema agudo del tejido nervioso puede disminuirse por la utilización de corticosteroides y de soluciones hipertónicas.

Las soluciones de manitol al 20 % o de urea al 30 % son preferibles. La perfusión venosa rápida de estas soluciones en 30 minutos de 1 a 2 g de manitol o de urea por kilogramo de peso es la dosis y la vía de administración recomendadas. Se las puede repetir a las 6-8 horas. Una deshidratación severa puede ser el resultado de un tratamiento muy prolongado. Las soluciones hipertónicas tienen un efecto inmediato por disminuir la presión intracraneal (5).

La dexametasona, 1 mg/kg de peso, asociada a las soluciones hipertónicas, producirá una disminución de la presión intracraneal en 4 a 8 horas.

Si se producen convulsiones continuas (status epilepticus) el diazepan (Valium Roche) es eficaz y sin peligro para dominar el acceso. Una dosis inicial de 8 a 10 mg, según la talla del animal, es inyectada por vía i. v. Esta dosis puede repetirse 2 minutos más tarde si el animal no reacciona. Si las convulsiones duran, el fenobarbital, a razón de 10 mg por kilogramo de peso, puede ser administrado lentamente por vía i.v.

Se debe siempre prestar atención a la administración de soluciones hipertónicas que pueden provocar hemorragias como consecuencia de la reducción de la presión intracraneal.

La evacuación del líquido céfalo-raquídeo provocará una descompresión.

La hipotermia ha sido utilizada para el tratamiento de la hipertensión intracraneana, así como de otros trastornos neurológicos. El metabolismo cerebral se encuentra así reducido y en consecuencia la necesidad en oxígeno del cerebro (7). Este tratamiento está aún en fase experimental en medicina veterinaria.

No se emprende el tratamiento quirúrgico sino después de haber ensayado los métodos conservadores. La elección de la terapéutica, no obstante, es una cuestión de juicio clínico y se puede escoger de primera intención la cirugía cuando se sospeche un hematoma o en presencia de un hundimiento de la caja craneana.

Cuando se interviene quirúrgicamente, se realiza una trepanación (craniotomía). Se abre el cráneo para descomprimir, para eliminar el hematoma, para detener la hemorragia y a veces para asegurar un drenaje temporal. En ocasiones, en el caso de edema cerebral difuso, por ejemplo, se puede conseguir una descompresión suficiente para reducir las lesiones tisulares abriendo orificios sobre las dos cavidades del cráneo (8).

Técnica de la trepanación (Craniotomía)

Se incide la piel, la fascia y el periostio a partir de la protuberancia occipital, a lo largo de la línea dorsal media de la cabeza hasta un punto situado justamente por encima de los ojos. El periostio y el músculo temporal se separan entonces de la caja craneana con un escalpelo y un elevador del periostio. Se perforan cuatro orificios con el trépano o la fresa y las esquirlas óseas así formadas se eliminan. Se pasa una sierra-hilo de Gigli de un agujero a otro por encima de la dura-madre y se secciona el hueso craneal entre estos agujeros. El cerebro es protegido por una sonda acanalada en el curso de esta maniobra. La operación se repite hasta que una pieza ósea cuadrada sea liberada y levantada con suavidad de su alojamiento (fig. 4 A-F).

La sección de la caja craneana debe hacerse oblicuamente, de manera que el hueco óseo tenga un borde biselado; se evitará así la compresión del cerebro cuando se le vuelva a colocar. La arteria meníngea media es cerrada con un clamp de plata para prevenir una hemorragia y la dura-madre es despren-

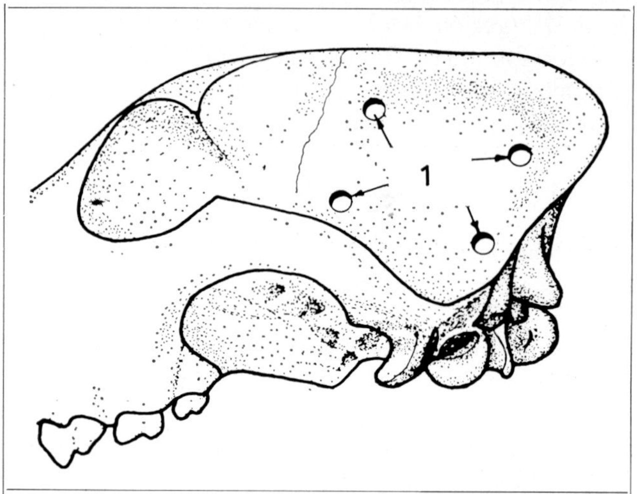

FIG. 4 A.

1) Orificios de trépano.

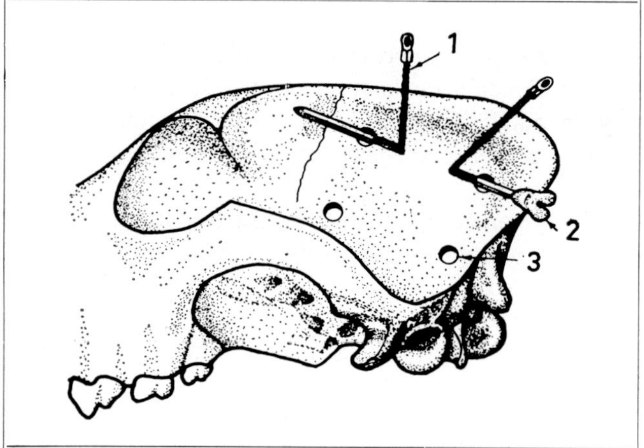

FIG. 4 B

1) Sierra de hilo.
2) Sonda acanalada.
3) Agujero de trépano.

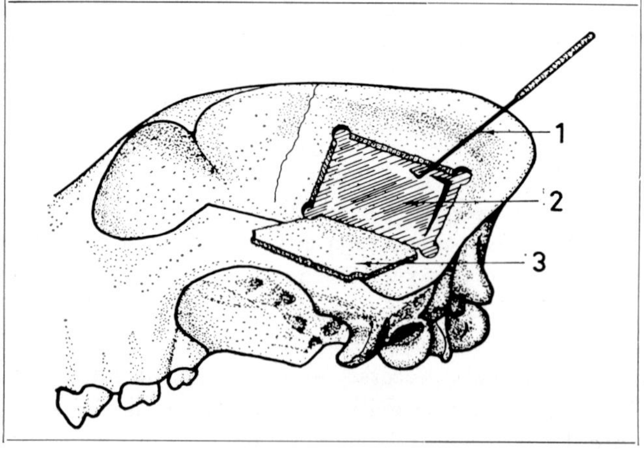

FIG. 4 C

1) Ganchillo.
2) Dura-madre.
3) Fragmento óseo.

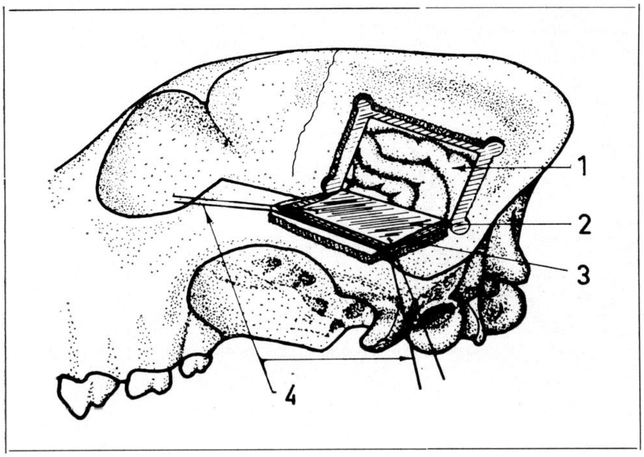

FIG. 4 D
1) Cerebro.
2) Dura-madre.
3) Franela de algodón.
4) Seda 5-0.

FIG. 4 A-D. *Se taladran cuatro orificios en el cráneo para delimitar la lámina ósea (4 A). Una sonda acanalada se inserta entre la dura-madre y el cráneo por dos orificios adyacentes para proteger el cerebro en el curso de la sección del hueso con una sierra de hilo (4 B). Se coloca un clamp de plata sobre la arteria meníngea media, la dura-madre es desprendida del cerebro con ayuda de un ganchillo e incindida en tres de los lados, se colocan puntos de sutura de seda 5-0 en cada ángulo del rectángulo (4 C y D).*

dida del cerebro con la ayuda de un ganchillo para dura-madre e incindida sobre tres de los lados del rectángulo. Se coloca un punto de seda 5-0 en cada ángulo.

La sutura se hace con puntos separados de seda 5-0 sobre la dura-madre. El hueso se vuelve a colocar pasando suturas de acero a través de los agujeritos previamente abiertos (fig. 4 E y 4 F).

SIALOCELES

Esta afección se caracteriza por una inflamación entre las ramas del maxilar y el cuello (fig. 5). Estas lesiones han sido clasificadas diferentemente como quistes branquiales, tímicos, linfoepiteliales o de los conductos tiroglosos, todos estos términos tomados de la medicina humana, algunos de ellos sin prueba convincente de que una cualquiera de estas afecciones haya existido en el perro.

Se ha demostrado que la rotura de los canales excretores de las glándulas submaxilares o sublingual o de sus accesorios es la causa más común de los sialoceles en el perro (fig. 6) (10). En una serie de 19 perros enfermos de sialoceles, ninguno de estos quistes tenía revestimiento epitelial, comprobación que elimina la posibilidad para este tipo de tumefacción de ser la consecuencia de un desarrollo de restos embriológicos o una secuela de la obstrucción de un canal salivar.

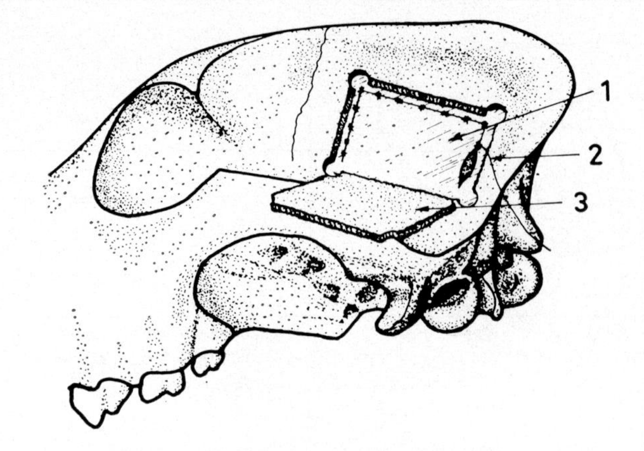

FIG. 4 E

1) Dura-madre.
2) Seda 5-0.
3) Fragmento óseo.

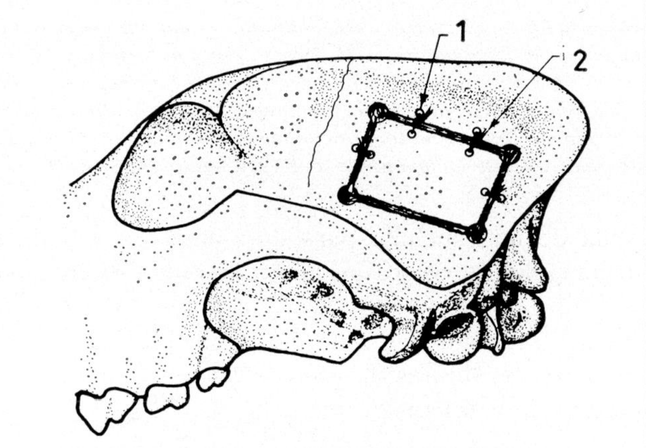

FIG. 4 F

1) Orificios de perforación
2) Suturas metálicas.

FIG. 4 E y F. *Al final de la operación la dura-madre es cerrada por puntos separados con seda 5-0 (4E). El fragmento óseo es puesto en su sitio colocando suturas metálicas de acero a través de los agujeritos perforados en el fragmento y el cráneo (4 F).*

(Debido a la cortesía de C. KNECHT, U. Purdue University)

Signos clínicos

El desarrollo de la tumefacción es progresivo y verdaderamente debe pasar desapercibido antes de hacerse molesta. Una anamnesis cuidadosa puede revelar en el animal un breve período de irritabilidad o de dolor en el curso de las fases precoces de la formación quística; el animal puede rehusar el alimento o comer con dificultad. Cuando un traumatismo sea lo más verosímilmente el origen de la rotura del canal excretor, es difícil encontrarlo en el interrogatorio. A veces una inflamación en "rana" puede observarse, al principio de la enfermedad, por regla general completamente indolora. El animal está aparentemente en perfecto estado de salud sin signos de molestias (a menos que los quistes se hayan infectado). La distensión del quiste puede producir

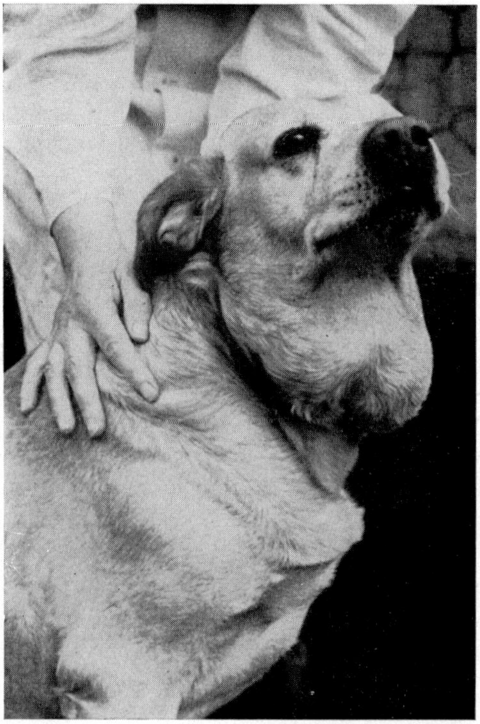

FIG. 5

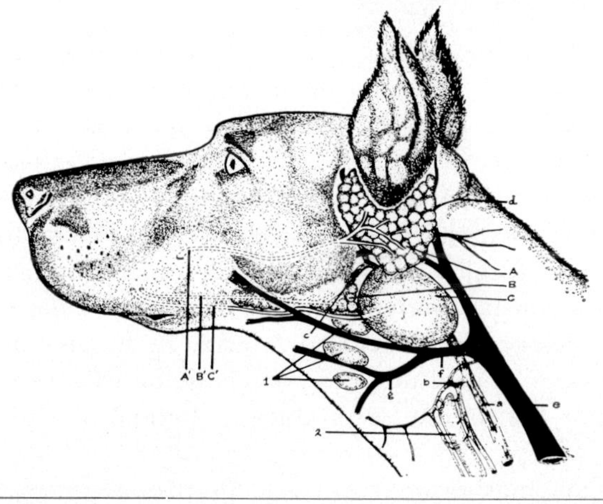

FIG. 6. *Glándulas salivares del perro y sus estructuras asociadas.*

A) Glándula parótida y su canal (A')
B) Glándula sublingual y su canal (B')
C) Glándula submaxilar y su canal (C')
1. Ganglios linfáticos maxilares
2. Glándula tiroides
a) Arteria carótida común
b) Arteria tiroidiana anterior
c) Arteria facial
d) Arteria temporal superficial
e) Vena yugular externa
f) Vena maxilar externa
g) Vena lingual

un adelgazamiento de la piel en la parte más pendiente, su rotura, el vaciado del quiste y la curación. Este ciclo puede repetirse. Cuando el quiste se abre y se vacía, o bien es incindido, la vía a la infección se abre, produciéndose la abscedación y sus secuelas desagradables. Los quistes recientes tienen tendencia a estar turgentes, mientras que los de más de un mes aparecen generalmente blandos y fluctuantes.

Diagnóstico

El diagnóstico es evidente después de la anamnesis y los signos clínicos. Pendiente la hinchazón, entre las ramas del maxilar sobre la línea media a lo largo del cuello, es frecuentemente difícil de precisar qué glándula o cuál conducto esté afectado. Un examen cuidadoso puede demostrar que la hinchazón es más importante de un lado que del otro.

Se ha dicho que la sialografía no tiene mucho valor como procedimiento diagnóstico, no siendo fácilmente realizable la técnica de inyección en el canal sublingual y además un sialograma que no precisa el lado afectado no tiene gran interés.

Un método más reciente consiste en inyectar líquido de contraste en el quiste al que se da masaje para asegurar la impregnación y revelar las ramificaciones, precisando así los límites de las lesiones. Con frecuencia ello precisa igualmente el lado del cuello donde se encuentran las glándulas afectadas (11).

Tratamiento

La incisión y el drenaje de estos quistes han sido practicados sin éxito; en la mayoría de los casos el quiste recidiva. Este proceder predispone igualmente a la infección, haciendo de este modo el acto quirúrgico ulterior más difícil. La inyección de productos irritantes o de soluciones esclerosantes después de la incisión ha sido intentada igualmente con resultados dudosos.

Una técnica quirúrgica más feliz consiste en disecar en su totalidad el quiste de los tejidos vecinos, técnica laboriosa, en ocasiones peligrosa (a causa de las estrechas relaciones con la vena yugular y la arteria carótida, fig. 6), sangrienta y que no asegura siempre la curación definitiva. Se ha emitido la hipótesis de que la única razón por la cual un gran porcentaje de casos no recidiva se debe a la reacción tisular fibrosa que se produce a continuación de esta cirugía tan extendida.

La aproximación más razonable a este problema consiste en extirpar las glándulas submaxilares y tanto como sea posible las sublinguales y sus canales excretores. Esto puede realizarse con o sin disección del mismo quiste.

Técnica quirúrgica

La glándula maxilar es fácilmente palpable; se encuentra en posición subcutánea en el ángulo de convergencia de las venas maxilares interna y externa.

Después de una preparación quirúrgica habitual, esta glándula y el grupo de glándulas sublinguales estrechamente asociadas pueden ser fácilmente desprendidas por una incisión cutánea longitudinal.

La escisión de estas glándulas y de sus canales excretores requiere una disección embotada cuidadosa. Si ella no incluye el quiste mismo, se debe abrirlo, drenarlo, irrigarlo con una solución de penicilina; el exceso de piel se corta y la herida se cierra de la forma habitual (11).

ABSCESOS RETROFARINGEOS

Este tipo de absceso, cuya manifestación es profunda a nivel de la pared superior y posterior de la faringe, es generalmente el resultado de la penetración de esta pared faríngea por un cuerpo extraño.

Signos clínicos

Los animales pueden estar seriamente afectados y manifestar un estado morboso severo. El cuello está rígido y el animal reacciona a su manipulación, así como a la de la cabeza. La hinchazón y la inflamación son evidentes a la inspección de la garganta; la anorexia y la disfagia son normales. La temperatura puede alcanzar los 41° C.

Diagnóstico

Se puede tener una idea del diagnóstico a continuación del examen asociado a los signos clínicos. Se le confirma por radiografía. Puede ser difícil al principio hasta que la hinchazón se hace evidente.

Tratamiento

El animal debe ser anestesiado e intubado. El absceso es abierto seguidamente, teniendo el cuidado de mantener la cabeza más baja que el cuerpo.

TRAUMATISMO DE LA CAVIDAD NASAL

Las formas más corrientes del traumatismo de la nariz son las fracturas o las penetraciones de cuerpos extraños en la cavidad nasal.

La fractura se caracteriza por el dolor, edema, la posible oclusión de las vías nasales y una respiración bucal. Se comprueba en general un derrame hemorrágico. La infección, las neoplasias y los cuerpos extraños se manifiestan por los mismos signos. El derrame puede ser unilateral al principio, pero la mayoría de estas afecciones provocan generalmente un derrame nasal bilateral. La radiografía es de una gran ayuda para el diagnóstico en la mayoría de los casos (fig. 7). Es de menor valor para los cuerpos extraños que no son siempre opacos a los rayos X.

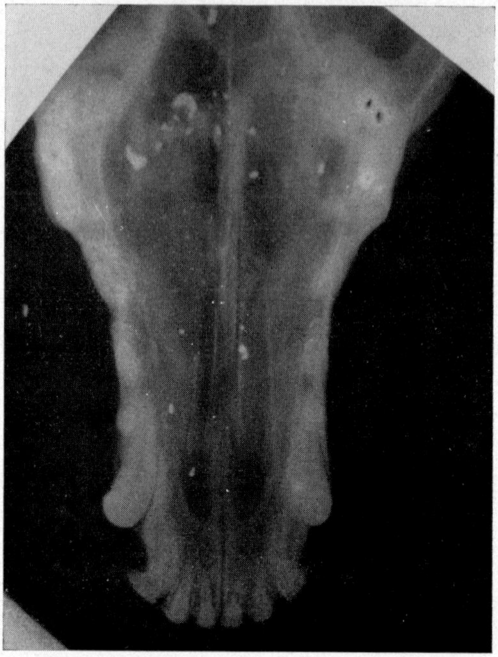

FIG. 7. *Cuerpo extraño nasal (plomos por disparo de fusil).*

El animal ha sido presentado con un derrame nasal importante, respondiendo a la terapéutica antibiótica. La cirugía está generalmente contraindicada en tales casos.

La indicación quirúrgica es la de permitir un examen cuidadoso de la región, un diagnóstico diferencial, la extracción de los cuerpos extraños y la reparación de las fracturas.

Técnica quirúrgica

La cara superior de la región nasal es la aproximación más accesible. Sobre la línea media se incide la piel, la fascia y el periostio. La piel es reclinada hacia el exterior del lado afectado, así como el periostio, con la ayuda de un elevador después de delimitar con el bisturí la lámina deseada. Puede practicarse una exploración limitada de la cavidad nasal haciendo un orificio en el hueso con la ayuda de un trépano.

Un acceso más conveniente puede realizarse levantando cuidadosamente un fragmento óseo en su totalidad sobre los lados posteriores y laterales. La incisión es incompleta sobre el lado anterior. El fragmento óseo es llevado hacia adelante (subsiste a este nivel una ligazón parcial que facilitará la colocación en su sitio del fragmento óseo).

Una vez reclinado el hueso, la cavidad nasal es descubierta y con la ayuda de un instrumento adecuado, por ejemplo una espátula o una legra, se extirpa el material deseado: un fragmento de los cornetes, un neoplasma o un cuerpo extraño. Después de la operación, la cavidad puede taponarse con gasa, con o sin trombina, de forma que se pueda extraerla por los orificios nasales.

La sutura se asegura volviendo a colocar el hueso, suturando el periostio, la fascia y la piel separadamente (fig. 8 A-D).

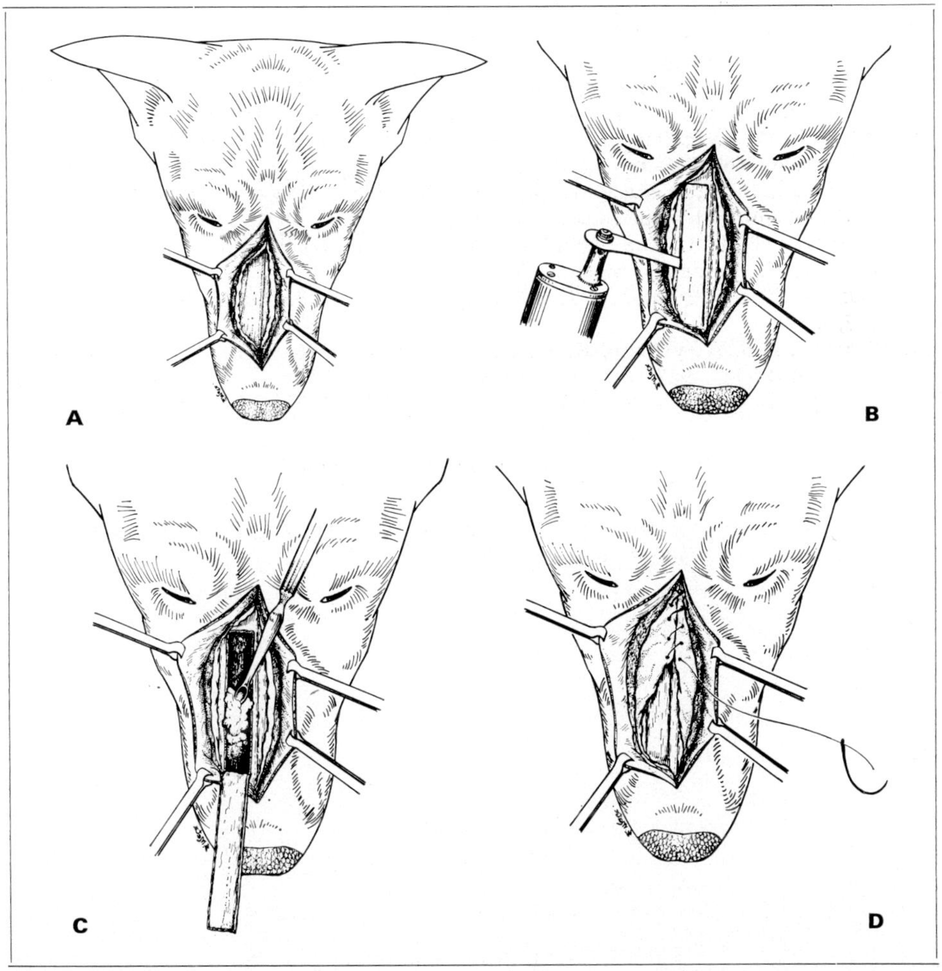

FIG. 8. *Acceso a las cavidades nasales.*

8-A. La piel ha sido incindida y el periostio reclinado a nivel de la cavidad nasal interesada.

8-B. Se delimita una lámina ósea con una sierra oscilante o un osteotomo y un mazo, desprendiéndosela a continuación.

8-C. La cavidad nasal es puesta al descubierto y el tejido enfermo legrado.

8-D. La lámina ósea se coloca en su sitio y se la mantiene en él por sutura del periostio.

BIBLIOGRAFIA

1. De Lahunta, A., y Smith, L. L. Personal communication.
2. Spatz, E. L. Treatment of Craniocerebral Injuries. New Eng. J. Med. 264-289, 1961.
3. Palumbo, N. The role of the cerebrospinal tape in the neurological examination of the dog. Canad. Vet. J. 5: 135-139, 1964.
4. Maksic, D., y Small, E. Canine surgery. 1st. Archibald ed. Amer. Vet. Pub., Santa Barbara, Calif. 1965.
5. Hooshmand, H., Dove, J., Houff, S., y Suter, C. Effects of diuretics and stéroïds on C.S.F. pressure: A comparative study. Arch. Neurol., 21: 499-509, 1969.
6. Averill, D. R. Jr. Treatment of status epilepticus in dogs with Diazepam sodium. J.A.V.M.A. Vol. 156, n.º 4, 1970.
7. Rasomoff, H. L., y Holaday, D. A. Cerebral blood flow and cerebral oxigen consumption durnig hypothermia. Amer. J. Physiol. 179: 85-88, 1954.
8. Hoerlein, B. F. Canine Neurology. W. B. Saunders pub., Phila. 1965.
9. Knecht, C. Personal communication.
10. Hulland, T., y Archibald, J. Salivary mucoceles in dogs. Canad. Vet. J. 5: 109-117, 1969.
11. Spreull, J. S. A., y Head, K. W. Cervical salivary cysts in the dog. J. Small Anim. Pract. 8: 17-35, 1967.

BIBLIOGRAFIA ADICIONAL

Karbe, E., y Neilsen, S. W. Canine Ranulas, Salivary Mucoceles and Bronchial Cysts. J. Small Anim. Pract. 7: 625-630, 1966.

IV. Traumatismos torácicos

J. Archibald, P. W. Pennock, J. Dingwall

Toda lesión de la caja torácica puede ocasionar trastornos a nivel de las estructuras intratorácicas: esófago, diafragma, corazón, grandes vasos, pulmones y provocar un empiema pleural.

EXAMEN CLINICO

La rapidez del diagnóstico es esencial, ya que los enfermos por traumatismo torácico están con frecuencia en una situación crítica y todo retraso no justificado en emprender la terapéutica específica puede acarrear la muerte. Pocos casos, sin embargo, requieren una toracotomía de urgencia.

Se puede valorar rápida y superficialmente el estado respiratorio del enfermo aproximando el oído cerca de las fosas nasales del enfermo y observando los movimientos de la caja torácica durante la respiración. La percepción auditiva de un aliento potente eliminará la posibilidad de una interferencia lesional con la ventilación. Si la espiración es débil a pesar del esfuerzo espiratorio normal, se deberá pensar en una lesión de la pared torácica (herida penetrante).

Un pneumotórax abierto se impone a la evidencia después de un examen atento; como todo movimiento paradójico de la pared, debe hacer pensar en una fractura múltiple de las costillas. Si los cambios de aire son pobres a pesar de los esfuerzos respiratorios simétricos y vigorosos, es probable un obstáculo a nivel del árbol respiratorio.

Si el pulso es débil, pero la ventilación conveniente, es necesario pensar en un hemotórax o en un hemopericardias (fig. 1). La presión venosa central está disminuida en caso de hipovolemia, pero se encuentra aumentada en caso de hemopericardias.

Una anamnesis precisa puede explicarnos algunas lesiones o sus complicaciones: el conocimiento de que el animal ha sido atropellado por un coche, coceado por un caballo, se ha caído o se ha peleado. Algunas veces el perro puede entrar en estado de shock sin que sea conocida la causa del accidente.

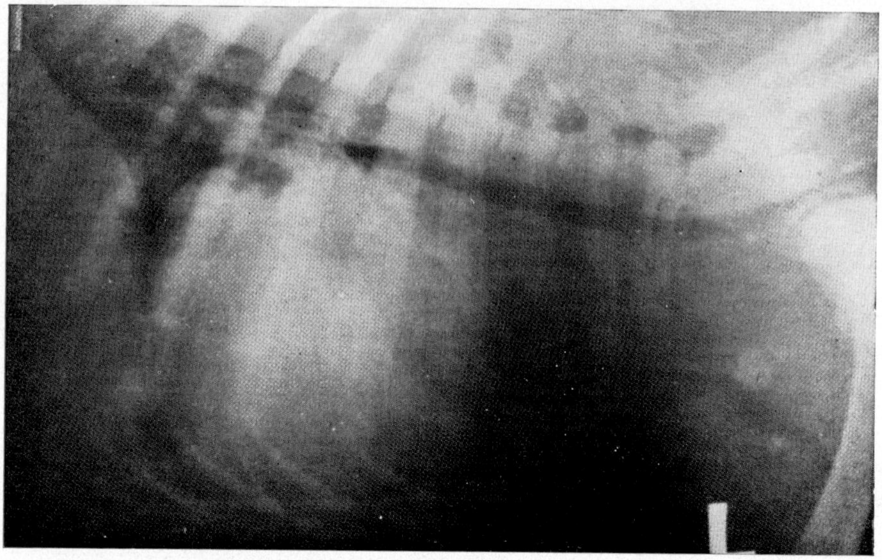

FIG. 1. *Perro San Bernardo de 9 meses presentando un aumento importante de la sombra cardiaca debido a un hemopericardias.*
(Cliché DOWNEY, R. S., y SUMNER-SMITH, G. S.)

En otros casos los signos morbosos pueden aparecer solamente después de varias horas e incluso varios días, como en las hernias diafragmáticas (1).

Cuando un animal es presentado con un trastorno respiratorio, el conocimiento de su duración puede ayudar en el diagnóstico: la aparición brusca de una disnea fuerte señala frecuentemente al pneumotórax, mientras que la rotura del diafragma comporta una molestia respiratoria más lentamente progresiva (1).

Las heridas y las lesiones importantes se verán en la inspección; la palpación las confirmará y pondrá en evidencia los hematomas, el enfisema subcutáneo y las fracturas de costillas o del esternón. La percusión y la auscultación son útiles para detectar los pneumotórax, hidrotórax o los desgarros del diafragma.

TRATAMIENTO DE URGENCIA

En todos los casos de traumatismos es importante tener en cuenta que el examen clínico detallado debe hacerse después del tratamiento de urgencia, cuyo fin es poner la salud en un estado de mayor estabilidad: corrección de un estado de shock, detención de la hemorragia, restauración del volumen y v de la presión sanguínea, retorno de la estabilidad cardiorrespiratoria.. El shock, naturalmente, puede no solamente resultar de una pérdida de sangre, sino también estar provocado o agravado por alteraciones de la función cardiopulmonar; esta función puede ser alterada por las heridas "chupadoras" de la pared torácica, la molestia a la expansión del pulmón provocada por el aire o el líquido retenido en la cavidad pleural, las lesiones del diafragma o de los pulmones, o la disminución de la amplitud respiratoria debida al dolor.

Todo obstáculo en el árbol respiratorio debe ser retirado inmediatamente. Si hay lesiones traqueales, vómitos o hemorragias nasofaríngeas, es necesario hacer rápidamente una intubación traqueal, y, si fuera preciso, una traqueotomía. Aunque las sondas endotraqueales aseguran una vía aérea conveniente, resultan insuficientes para la aspiración de las secreciones, vómitos y sangre en un largo período.

Traqueotomía

Después de una preparación conveniente del campo quirúrgico, el animal es colocado en decúbito normal con el cuello en extensión. La incisión cutánea se realiza sobre la línea media de la cara ventral del cuello delante del cartílago cricoides, para terminar antes del esternón. Los músculos del cuello (esternotirohioideo y esternomaxilar) son separados sobre la línea media seccionando la muy fina fascia que les recubre y apartando las masas musculares por una disección alternante.

Lo mejor es abrir la tráquea por una incisión longitudinal lo suficientemente amplia para poder colocar un tubo de traqueotomía. En el perro es necesario habitualmente seccionar 5 anillos cartilaginosos. El tubo posee un collarín que se sutura a la piel para mantenerlo colocado. Los tubos de silastic se ha visto que son menos irritantes que los demás tubos de plástico con o sin baloncito inflable; los tubos metálicos se utilizan con mucha menor frecuencia.

Cuando el tubo de traqueotomía es retirado, la herida se trata como una herida abierta y la cicatrización se hace por tejido de granulación (fig. 2, a, b, c).

EXAMEN RADIOGRAFICO

El examen radiográfico es necesario para la identificación formal de la mayoría de los casos de traumatismos torácicos. Los clichés deben ser tomados en decúbito lateral y ventro-dorsal. El uso de sedantes o de anestésicos depende del tipo y de la gravedad del traumatismo. La anestesia o incluso la simple manipulación del animal herido puede tener consecuencias desastrosas y podría ser inoportuno el retrasar este examen hasta que el estado general haya mejorado. En otras palabras, un diagnóstico rápido puede ser esencial para salvar la vida de un paciente y algunos riesgos deben aceptarse. En los casos menos graves, sin embargo, los peligros son menores cuando se utilizan buenas técnicas anestésicas. Con frecuencia es ventajoso el controlar los movimientos respiratorios por la radiografía: un pneumotórax es más visible sobre un cliché tomado en espiración completa, mientras que para otras condiciones los clichés tomados en plena inspiración son preferibles. Con buenas radiografías, los

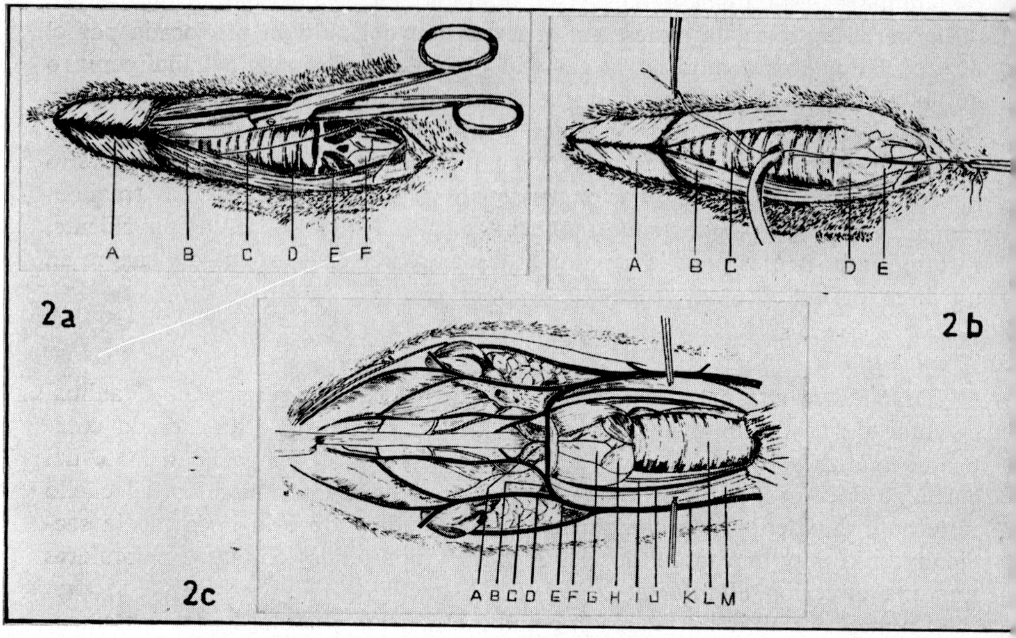

FIG. 2. a) *Disección de los músculos para descubrir la tráquea.*
A) Músculo esterno-cefálico
B) Músculo esterno-hioideo
C) Vena tiroidea
D) Tráquea
E) Músculo crico-tiroideo
F) Cartílago tiroides

b) Lugar de inserción correcta del tubo de traqueotomía mostrando las suturas de fijación y el fragmento cartilaginoso cortado en el anillo traqueal.
A) Músculo esterno-cefálico
B) Músculo esterno-hioideo
C) Tráquea
D) Músculo crico-tiroideo
E) Cartílago tiroides

c) Vista ventral mostrando las relaciones entre la tráquea, laringe, glándulas parótidas y músculos, vasos y nervios de la región.
A) Arco venoso hioideo
B) Vena lingual
C) Glándula parótida
D) Vena facial
E) Vena maxilar externa
F) Vena maxilar interna
G) Cartílago tiroides
H) Músculo crico-tiroideo
I) Tronco vago-simpático
J) Vena yugular interna
K) Vena yugular externa
L) Tráquea
M) Músculo esterno-hioideo

hemotórax, pneumotórax, hematomas pulmonares y hernias diafragmáticas son fácilmente identificados, así como las lesiones de la caja torácica y del esternón. Las radiografías de contraste también están indicadas con este motivo, especialmente para poner en evidencia la presencia de asas intestinales en el tórax en caso de rotura del diafragma.

Si los clichés muestran la existencia de líquido en la cavidad torácica, debe practicarse una toracentesis, y una vez evacuado el líquido, repetir los clichés.

I. Contusiones

Las contusiones pueden provenir de golpes, caídas o accidentes de coche. Son difíciles de reconocer con motivo de la presencia del pelo; un examen atento y una palpación cuidadosa pueden resultar necesarios para identificarlas.

II. Fracturas de las costillas

Además de las contusiones, las fracturas de las costillas son las más frecuentes de las lesiones torácicas; no se producen, sin embargo, tan a menudo como la frecuencia de los traumatismos del tórax permitiría suponer y ello verdaderamente en razón de la elasticidad de las costillas y del esternón. En caso de fractura, es con mayor frecuencia el tercio superior de la costilla la zona interesada cerca de la columna vertebral.

Tales fracturas ocasionan un dolor muy vivo, en "cuchillada", acentuado por los movimientos. Con motivo de este dolor los movimientos respiratorios pueden estar disminuidos, tratando el animal de aliviarse inmovilizando sus costillas. La respiración puede hacerse rápida y superficial, perturbando por este hecho la eficacia de los recambios gaseosos que pueden conducir a la hipoxia. Por la palpación podrá evidenciarse la sensibilidad, especialmente a nivel de los puntos de fractura.

Si están fracturadas varias costillas de un mismo costado, se puede esperar un movimiento paradójico de la caja torácica (descenso de la zona fracturada en la inspiración, elevación en la espiración).

Las fracturas costales raramente precisan un tratamiento quirúrgico; la mayoría son sensibles, con un mínimo desplazamiento de los extremos.

Tratamiento médico

El método más habitual de tratar las fracturas sencillas de las costillas es el vendaje mantenido firmemente en su sitio con ayuda de cintas adhesivas; el dolor es aliviado por la reducción de los movimientos del tórax, el volumen respiratorio está disminuido. Por el contrario, está aumentado el peligro de retención de las secreciones bronquiales generatrices de atelectasia. El mejor medio de tratar tales fracturas es quizás el bloquear los nervios intercostales con un anestésico local (Xilocaína al 2 %). El nervio es infiltrado en la proximidad del punto de fractura. Se obtienen mejores resultados cuando se bloquea igualmente los nervios de las dos costillas contiguas. El efecto anestésico es variable; puede durar sólo unas horas o prolongarse a veces durante varios días. La infiltración anestésica puede repetirse con tanta frecuencia como sea necesario.

Complicaciones

Pneumotórax, atelectasia pulmonar y retención de las secreciones bronquiale son las complicaciones más habituales de las fracturas costales. En medicina humana, el problema puede ser explicado al enfermo cuando se le anima a respirar profundamente. En medicina veterinaria se esté reducido a asegurarse que se da al paciente un ejercicio controlado.

Tratamiento quirúrgico

En toda fractura de costillas los extremos pueden ser puntiagudos, por consiguiente susceptibles de lesionar el tejido pulmonar o los vasos intercostales. Con gran frecuencia las lesiones pulmonares carecen de gravedad; provocan un ligero pneumotórax que se reabsorbe rápidamente. El enfisema subcutáneo se debe a un desgarro del pulmón o de un bronquio y se manifiesta por una crepitación a nivel de la zona lesionada y en cualquier otro lugar sobre la caja torácica.

En caso de lesiones pulmonares importantes con pneumotórax extenso, en caso de hemotórax recidivante o en caso de fractura de un gran número de costillas ocasionando movimientos paradójicos del tórax, está indicada la toracotomía.

La toracotomía se realiza como una resección costal. Cuando están fracturadas varias costillas en la misma zona, es útil y debe hacerse una incisión cutánea horizontal al mismo nivel de la fractura. Se separa el periostio a uno y otro lado de la fractura seccionando limpiamente la costilla con ayuda de una pinza cortante o de un costotomo.

Si los fragmentos fracturados están muy desplazados, puede intentarse la reducción y mantenerla por tornillos o por el contrario resecar totalmente la costilla. Es necesario descubrir y ligar los vasos que sangran. En algunos casos la rotura de los vasos intercostales acarrea la formación de un hematoma importante y organizado, provocando una dificultad respiratoria por compresión del pulmón. Una tal masa debe ser extirpada si es posible en unión de la costilla. La cavidad pleural será abierta ampliamente para observar el pulmón y circunstancialmente reparar los daños.

En los casos de fracturas múltiples de costillas con movimiento paradójico del tórax debe intentarse una reducción abierta con fijación por sutura metálica. El riesgo operatorio es grande en estos animales en razón de la pobreza de los cambios gaseosos y la mortalidad es importante; la cirugía, sin embargo, es su única esperanza.

III. Hemotórax traumático

El hemotórax acompaña habitualmente al pneumotórax o a las fracturas de costillas y puede ser provocado por las heridas por bala, por arma blanca o por accidentes de coche.

El diagnóstico se establece por la anamnesis, la disnea, la sofocación o la ausencia de ruidos respiratorios en la parte inferior de los pulmones y el estado de shock. Este diagnóstico se confirmará mediante toracentesis y placas radiográficas.

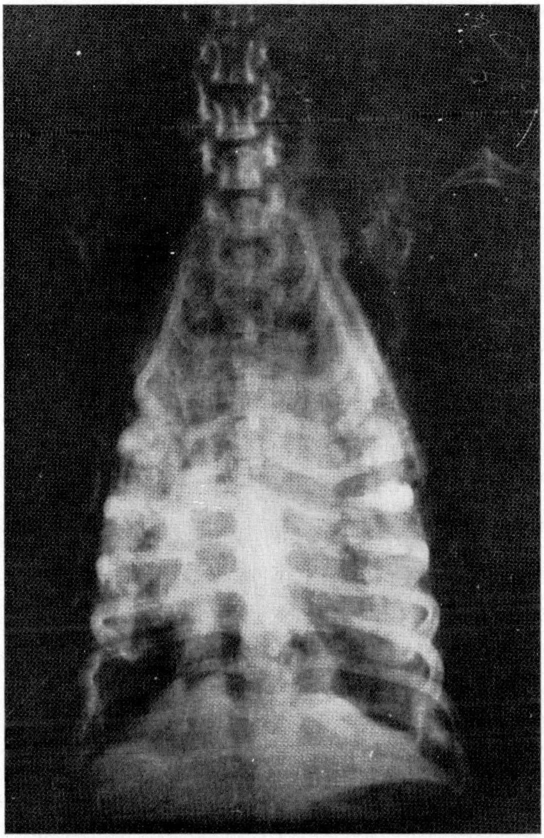

Fig. 3. *Fracturas de costillas.*

Radiografía ventro-dorsal del tórax. Fracturas de las costillas 5 a 9 del lado izquierdo con contusiones hemorrágicas de todos los lóbulos pulmonares.

El tratamiento consiste en detener las hemorragias y evacuar los coágulos para evitar las lesiones por retracción de una pleuritis. Una transfusión sanguínea deberá instituirse inmediatamente y las radiografías tomarlas en cuanto sea posible para medir la extensión de las lesiones (fig. 3).

Cuando el estado del paciente lo permite, la sangre extravasada deberá ser evacuada de la cavidad pleural. En algunos casos el volumen de sangre en el pecho entorpece la respiración en tal medida que debe realizarse imperiosamente una toracentesis de urgencia.

Toracentesis

La aspiración de líquidos de la cavidad torácica puede hacerse con vistas a tomas de muestras con un fin diagnóstico, o para vaciar el pus u otros líquidos (sangre, quilo, serosidades post-quirúrgicas) causantes de dificultades respiratorias. Una jeringa hermética y una aguja de calibre adecuado que permitan la evacuación del líquido causante generalmente son suficientes.

La determinación precisa de la localización del líquido se hace por examen físico y radiográfico para permitir la elección del mejor sitio de punción. En caso de efusión masiva, el 6.° ó 7.° espacio intercostal son los mejores.

El sitio de la punción se infiltra con una solución anestésica. La solución es impulsada a medida que la jeringa penetra. Cuando la aguja toca la pleura, el animal puede notar un dolor. Al atravesar la pleura, una aspiración producirá un reflujo del líquido pleural en la jeringa, que entonces se retira hasta que este reflujo no aparezca; es necesario entonces inyectar 1 a 2 ml de la solución anestésica. El empleo de la aguja y de la jeringa de punción se realizará entonces sin dolor para el animal.

Sucede a veces que el líquido obtenido, aunque no siendo de sangre, la contiene por el traumatismo inflingido al pulmón o a los vasos intercostales o incluso al hígado si la aguja es dirigida muy lejos hacia atrás.

Si queda sangre en la cavidad pleural durante varios días se coagula, y el coágulo resultante sufre una transformación fibrosa. Ello conduce a la formación de una membrana densa en la superficie del pulmón contraído, pudiendo adherirse a la pleura parietal recubierta de formaciones tisulares y sin elasticidad. Lo que puede producir una grave alteración de la función respiratoria.

IV. Lesiones del pulmón

No es excepcional que los traumatismos no penetrantes de la caja torácica provoquen lesiones pulmonares y en particular hemorragias en el parénquima pulmonar. Radiográficamente se presentan como opacidades irregulares del pulmón (fig. 4). Estas lesiones pueden estar asociadas o no con un pneumotórax o un hemotórax; pueden coincidir también con el llamado pulmón "húmedo" por persistencia de líquidos (mucosidades, sangre, suero) en el interior del pulmón. Se ha probado experimentalmente que el traumatismo de la caja torácica se acompaña de broncoespasmo y un aumento de la secreción bronquial (2). La acumulación de líquidos en los alveolos dificulta el transporte de oxígeno; la hipoxia que resulta de ello aumenta la permeabilidad capilar responsable por sí misma de la acumulación de trasudados (3).

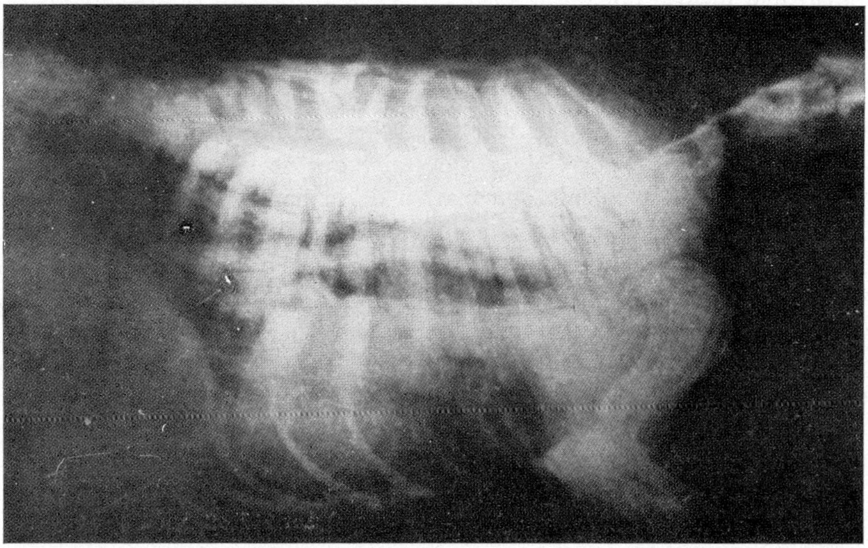

FIG. 4. *Contusión del pulmón.*

Radiografía lateral del tórax. Densidad aumentada de todos los lóbulos pulmonares; el conocimiento del traumatismo, las fracturas costales y el aspecto del cliché permiten pensar que el líquido pleural es sangre.

Signos clínicos

Los signos característicos de esta condición son una tos constante y débil y disnea. La oxigenoterapia mejoraría la disnea y el bloqueo anestésico de los nervios intercostales aliviará el dolor y la incomodidad del paciente.

Toracotomía exploratoria

Si los derrames sanguíneos no se detienen y si el hemotórax recidiva después de la primera punción, la toracotomía se impone. Después de la evacuación de la sangre, se investiga minuciosamente la causa de la sangría; habitualmente se trata de un vaso intercostal. Un derrame sanguíneo procedente de un gran vaso o del corazón produce rápidamente la muerte, mientras que una hemorragia procedente del parénquima pulmonar se detiene espontáneamente. Después de la ligadura del vaso responsable y reparación circunstancial de otras lesiones, se insufla el pulmón y la pared torácica se sutura según los procedimientos habituales.

V. PNEUMOTÓRAX

El pneumotórax puede ser traumático o espontáneo. El traumático puede igualmente ser abierto o el llamado de "tensión". El pneumotórax abierto (herida "chupadora", de la pared torácica) se produce cuando el aire penetra en la cavidad pleural por una brecha de la pared torácica. El pneumotórax de "tensión" resulta de una lesión que perfora el pulmón. Esta puede deberse a las espículas puntiagudas de las fracturas costales, a las heridas penetrantes de bala o de arma blanca, pero en los perros, el pulmón se rompe habitualmente por golpes violentos laterales de coches. El pneumotórax de "tensión" es el término utilizado por el hecho del aire que se encuentra en la cavidad pleural bajo presión creciente con motivo de la herida formando válvula del pulmón o de los bronquios. El aire entra en la pleura durante la inspiración, pero no puede liberarse durante la espiración; de ello resulta un pneumotórax de presión positiva creciente ocasionando un colapso pulmonar y un desplazamiento del mediastino. La sangre y los líquidos hemorrágicos que se acumulan en la pleura refuerzan la compresión pulmonar. A causa de la finura del mediastino un pneumotórax unilateral puede ocasionar un desplazamiento tal del mismo que los dos pulmones pueden estar contraídos. De hecho, el traumatismo inicial termina por interesar los dos pulmones.

Signos clínicos

Puede observarse enfisema subcutáneo, disnea, espuma sanguinolenta en las fosas nasales y la boca, sialorrea, cianosis, pulso débil y rápido, un descenso de la presión sanguínea, hiperresonancia y ausencia de ruidos respiratorios del costado lesionado o de los lados del pecho si el mediastino está desviado. Si el estado es grave, los síntomas se intensificarán y el animal morirá en un estado de colapso respiratorio si no se pone remedio.

Si las lesiones son mínimas, el pulmón puede cicatrizar por sí mismo, el aire reabsorberse lentamente con signos clínicos moderados.

Diagnóstico

El diagnóstico está basado en la anamnesis, en los exámenes clínico y radiológico y debe diferenciarse de la hernia diafragmática (fig. 5).

Tratamiento

El tratamiento consiste en expulsar el aire de la cavidad pleural y en restablecer una presión mediastínica normal. Urgentemente se puede introducir una aguja de 10 a 12/10 mm por la parte superior de un espacio intercostal y se percibirá escaparse el aire. La aguja se une inmediatamente a un aparato de aspiración. Debe extraerse una cantidad suficiente para que el animal pueda aliviarse; esta cantidad puede llegar a 3.000 cc. Se asiste en general a una mejoría espectacular de los signos clínicos. Pueden resultar necesarias repetir las aspiraciones para conseguir la cicatrización de la herida pulmonar. La válvula unidireccional de Heimlich ha sido empleada con éxito para evitar la reacumulación de aire después de la aspiración de urgencia de la cavidad pleural.

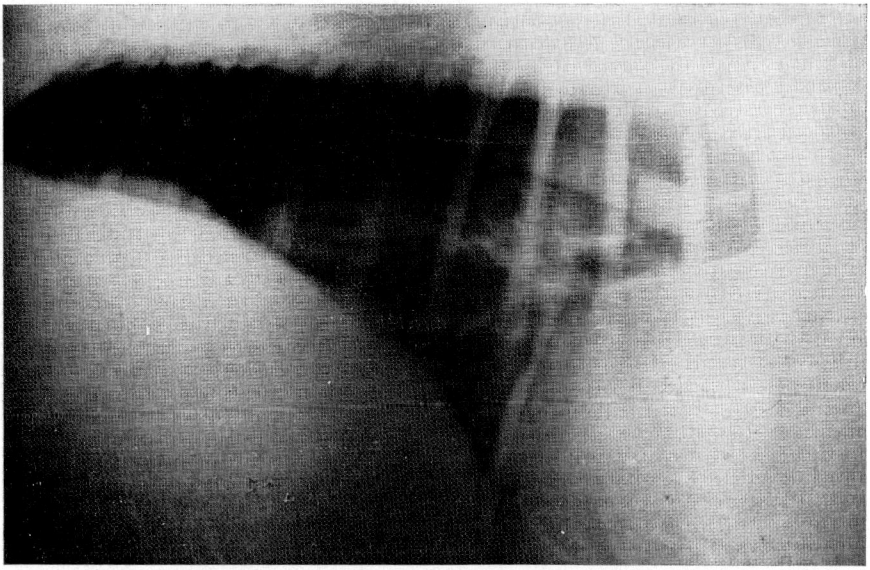

FIG. 5. *Colapso pulmonar* (atelectasia). La parte dorsal de la cavidad torácica es más clara que normalmente y la aorta es visible más fácilmente.

VI. QUILOTÓRAX

El quilotórax se debe a la rotura del canal torácico producida por un traumatismo, incluido el traumatismo quirúrgico (reparación de las hernias diafragmáticas) (fig. 6). Los signos clínicos, el diagnóstico y el tratamiento son estudiados en el "Canine Surgery" (4). Como se indica en este texto, la identificación del canal torácico con vistas a su correcta ligadura es difícil. LEIGHTON (5) recientemente ha descrito 3 métodos que permiten esta identificación con más precisión.

Técnica quirúrgica

La penetración en la caja torácica se hace por el décimo espacio intercostal derecho. El canal torácico está situado justamente por encima de la aorta, cerca de su paso a través del diafragma; está recubierto por la pleura.

Tres métodos de coloración del canal torácico se han ensayado:

1. Cateterización de un linfático periférico

Se emplea una bomba de inyección continua de velocidad variable; para la radiografía se utiliza una solución oleosa iodada al 37 % como líquido de contraste; para la identificación se emplea una solución acuosa de azul-violeta al 11 %.

El perro se deja a dieta durante 24 horas y se anestesia (primero barbitú-

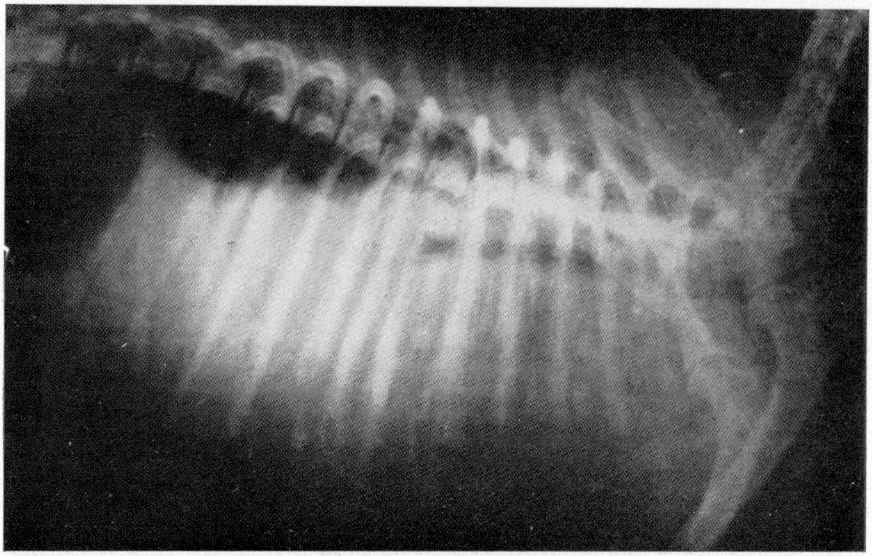

Fig. 6. *Quilotórax.*

Radiografía lateral del tórax. El aspecto del cliché permite deducir la presencia en la cavidad torácica de un líquido cuya naturaleza no podrá determinarse sino después de la toracentesis (sangre, linfa, exudados... que tienen todos la misma radio-opacidad).

rico y después se mantiene bajo anestesia gaseosa). Una pata del tercio posterior y la pared torácica derecha son preparadas para la cirugía. El perro se coloca en decúbito dorsal. La bomba se carga con suero fisiológico y con colorante no diluido y se ajusta para un caudal de 1 ml por minuto.

Medio ml de una mezcla de 1/4 de ml de colorante y 3/4 de ml de procaína al 2 % se inyecta en el dermis interdigital. Los vasos linfáticos se colorean en uno o dos minutos. Se inicia una incisión cutánea transversa a nivel de la vena metatarsiana anterior y se prosigue hacia el interior según el diámetro interno del miembro; la incisión se prolonga longitudinalmente hacia arriba; el tejido conjuntivo se deseca para poner de manifiesto los vasos linfáticos. El catéter biselado se introduce en uno, tan profundamente como sea posible, y a continuación se retira ligeramente. Se inyecta suero fisiológico para asegurarse de la buena colocación y el catéter se fija con catgut 6/0. Se continúa inyectando suero fisiológico mientras que el perro esté colocado sobre su costado izquierdo con vistas a la toracotomía.

Se abre la caja torácica; el quilo evacuado por aspiración quirúrgica; puede abrirse un orificio en el mediastino para que los dos costados pleurales sean drenados.

El colorante se inyecta entonces y en uno o dos minutos el canal torácico aparecerá como una banda de color azul oscuro. El mediastino se incide a este nivel. Se hace la ligadura con seda 2/0 o algodón. La dilatación por detrás de la ligadura del canal torácico prueba que el vaso principal ha sido ligado, pero los pequeños vasos anastomóticos pueden comprometer el resultado final.

2. Inyección de colorante en el ganglio poplíteo

El ganglio poplíteo se pone al descubierto quirúrgicamente, teniendo mucho cuidado de no herir los vasos aferentes y eferentes. Se inyectan rápidamente 5 ml de colorante no diluido en el ganglio, que se extirpa a continuación. El canal torácico puede verse 1 a 2 minutos después en el tórax abierto previamente. La coloración azul será más clara con este método. El colorante pasa a la circulación general y tiñe las mucosas, que por este motivo no podrán utilizarse más para apreciar las condiciones circulatorias del paciente; el colorante se elimina en 24 horas por la orina y por las heces.

3. Inyección en el espesor del esófago de 1 ml de colorante

En 20 minutos toda la región que ha sido coloreada se aclara y el canal torácico se hace identificable.

A pesar de todos los esfuerzos desplegados, el éxito no es seguro y puede resultar necesaria una reintervención. Las técnicas de coloración asegurando una mejor identificación de las lesiones permiten mejorar los resultados.

VII. Hernia diafragmática

La hernia diafragmática consiste en el paso de vísceras abdominales a través del diafragma (6). Puede ser congénita (7, 8, 9), adquirida o traumática. En la iniciación del desarrollo embrionario las cavidades pleural y peritoneal están indiferenciadas formando la cavidad celómica. En las especies inferiores esta condición es natural, mientras que en las especies superiores esta cavidad se escinde en cavidad torácica y cavidad abdominal por el desarrollo del diafragma. La ausencia de fusión de los pliegues diafragmáticos provoca una hernia congénita de dimensión variable que oscila desde una muy pequeña abertura a la ausencia total del diafragma. En los casos de hernias hiatales congénitas, el esófago es corto; por este motivo, una parte o la totalidad del estómago podrá encontrarse en el tórax.

Signos clínicos

La rotura del diafragma es frecuentemente la consecuencia de traumatismos violentos, especialmente los causados por vehículos. Sería necesario por ello radiografiar sistemáticamente el tórax de todos los perros accidentados en donde la hernia diafragmática puede perfectamente ser la única lesión y sugerir una debilidad o un defecto anteriores.

Con frecuencia se piensa haber dicho todos los síntomas cuando se ha hablado de disnea y de respiración abdominal. De hecho, los signos clínicos varían con el tamaño y sin duda con la localización del desgarro; igualmente varían con la naturaleza y el sitio del material herniado en el tórax. Además, la incidencia sobre la respiración y la circulación es mayor cuando el caso es grave.

El síntoma dominante es, por consiguiente, la disnea: la respiración es difícil, laboriosa. Con motivo de la ineficacia del diafragma, los movimientos respiratorios son realizados por los músculos del tórax y del abdomen. En todos los casos de hernias de las vísceras abdominales en el tórax se observa una disnea más o menos severa. En los casos de rotura extensa en que las vísceras pueden ir y venir de una cavidad a la otra, la disnea puede ser intermitente. La dificultad respiratoria puede aumentarse por el ejercicio o las comidas.

Puede coexistir un estado de shock y oscurecer los signos de hernia diafragmática; en este caso, el shock debe tratarse en primer lugar.

Si están herniadas las asas intestinales, se pueden percibir borborigmos en la auscultación del tórax. En algunas zonas los ruidos respiratorios pueden faltar o estar amortiguados. Teniendo en cuenta la antigüedad y la importancia del exudado pleural, un cierto nivel de pleuresía será revelado circunstancialmente por la auscultación y la percusión.

La percusión de la caja torácica puede darnos una resonancia disminuida, aunque en algunos casos el estómago distendido por los gases aumenta esta resonancia. En este caso, la dificultad respiratoria es severa y precede un poco al colapso y la muerte.

Una disminución del volumen del abdomen es característica en el caso de una rotura importante del diafragma, en que todas las vísceras abdominales han emigrado al tórax.

Si el animal sobrevive al traumatismo inicial su estado mejora progresivamente a medida que el shock se disipa. Un pequeño desgarro diafragmático, por ejemplo, que sea obstruido por un lóbulo hepático, no será acompañado de trastornos posteriores. Incluso grandes roturas con salida considerable de vísceras abdominales pueden no provocar una dificultad evidente durante un cierto tiempo. Muchos de estos casos, sin embargo, requieren circunstancialmente una operación, ya que, muy frecuentemente, la retracción cicatricial de los labios diafragmáticos ocasiona una contracción de las vísceras herniadas o de sus vasos sanguíneos. De ello resultan vómitos o un timpanismo debido a una oclusión intestinal. La constricción de una víscera puede ocasionar edema y la formación de trasudados en la cavidad torácica generadores de dificultades respiratorias. El órgano puede circunstancialmente necrosarse; han sido comunicados casos después de dos años del traumatismo inicial.

Uno de los test utilizados para el diagnóstico de la hernia diafragmática está basado sobre las reacciones que se observan a la elevación de las patas delanteras o traseras. Cuando el tercio posterior es levantado, las vísceras se deslizan hacia el tórax. El animal está considerablemente angustiado y presenta una severa disnea, cianosis y colapso. Inversamente, cuando se levanta el tercio anterior el animal se encuentra aliviado. Esto no es cierto sino cuando la rotura diafragmática es lo suficientemente importante para permitir tales desplazamientos de las vísceras; los animales que padecen semejantes lesiones tienen tendencia a permanecer sentados e incluso a dormir en esta posición por encontrarse aliviados. Naturalmente el test anteriormente estudiado será negativo si las vísceras son incapaces del movimiento de va y viene, o si atravesando el diafragma han llegado hasta el pericardio (4, 10).

Diagnóstico

El diagnóstico de la hernia diafragmática, ya sea congénita o traumática, está basado en la anamnesis, el reconocimiento y los signos clínicos. El diagnóstico diferencial debe eliminar el pneumotórax, hidrotórax, hemotórax, quilotórax y los tumores pulmonares. Las radiografías, en general, confirman el diagnóstico. Un desgarro ventral puede permitir a una parte del hígado emigrar hacia el tórax.

Diagnóstico radiográfico

Sobre las radiografías de perfil, los lóbulos hepáticos pueden ser identificados y circunstancialmente haber rechazado hacia adelante la punta del corazón y hacia arriba los pulmones y la tráquea; el ángulo diafragmático superior puede estar disminuido lo mismo que el espacio que separa el corazón del diafragma. Los clichés ventro-dorsales mostrarán la presencia de tejidos blandos en la parte posterior del tórax si la hernia es bilateral, o en uno de los costados con desplazamiento del mediastino si la hernia es unilateral. Los desgarros diafragmáticos altos sobre el costado izquierdo pueden ocasionar la hernia del estómago y del bazo. El estómago se reconocerá por su contorno y su contenido gaseoso. El bazo puede no evidenciarse en el tórax, pero se puede deducir que se encuentra allí en la medida en que no es identificado en el abdomen (fig. 7).

El intestino delgado se manifiesta en el tórax por sus zonas de gas, cualquier parte del canal alimentario puede identificarse con seguridad después de la administración oral de bario. Las hernias diafragmáticas de gran duración interesando el hígado pueden acompañarse de hidrotórax. El líquido pleural aumentará la densidad torácica y el aspecto "foliáceo" del pulmón. Un cliché de perfil tomado sobre el animal de pie después de la aspiración de la mayor parte del líquido pleural permitirá identificar el material herniado y el nivel del líquido.

El carácter radiográfico dominante de la hernia diafragmática es quizás la ausencia o la alteración de la sombra diafragmática (fig. 7).

Si la vía de acceso quirúrgico proyectada es el tórax, es importante determinar en cuál lado del diafragma se encuentra el desgarro, y ello no es siempre fácil. Si la hernia no interesa más que el hígado o el bazo, las radiografías no permiten localizar la lesión. El empleo del bario como substancia de contraste puede ser útil en la medida en que una parte del tractus digestivo

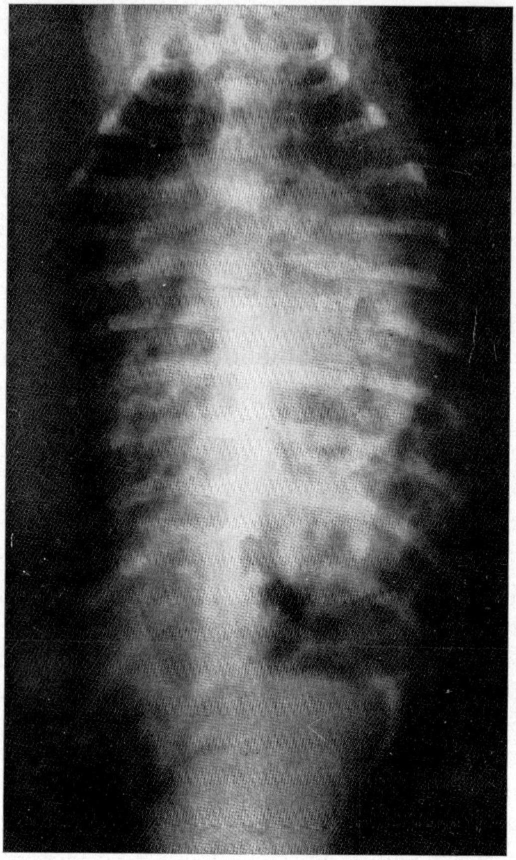

FIG. 7. *Hernia diafragmática.*

Radiografía ventro-dorsal del tórax. La mayor densidad del costado izquierdo se debe a la presencia de vísceras abdominales (asas delgadas con bolsas de aire). La cúpula diafragmática izquierda no es localizable).

está interesado igualmente, pero esto no sucede siempre y se puede tener la desagradable experiencia de abrir el tórax por el costado opuesto a la lesión. Se puede algunas veces imaginar que el diafragma está completamente arrancado de los dos costados del tórax, pero es difícil probarlo sobre el plano clínico y radiográfico. Si no fuera posible localizar la lesión con certeza es aconsejable la vía de entrada abdominal.

Vías de entrada

Hay cuatro vías normales o corrientes de acceso al diafragma: las toracotomías derecha e izquierda, la laparotomía media sobre la línea blanca con incisión circunstancial del esternón y la laparotomía lateral en la unión toraco-abdominal.

Todos estos métodos son aceptables en determinadas circunstancias. La vía de entrada torácica es sencilla, directa, permite una visualización inmediata de las vísceras herniadas que pueden ser por lo general fácilmente reintegradas al abdomen. En los raros casos en que se producen adherencias intratorácicas, es posible suprimirlas con el mínimo de dificultad. Los inconvenientes de la vía de entrada torácica son:

1. La mayoría de los cirujanos no están tan familiarizados con las toracotomías como con las laparotomías.
2. Si se abre el lado contrario del tórax, es preciso cerrarlo y volver a comenzar la misma operación en el otro costado. Cuando el diafragma ha sido arrancado enteramente de los dos costados, deben abrirse los dos lados de la caja torácica para llegar hasta el sitio de la operación.

La vía de entrada abdominal tiene la ventaja de permitir una observación inmediata de la lesión diafragmática cualquiera que sea la localización; es un método sencillo y familiar para la mayoría de los cirujanos veterinarios. Los inconvenientes de la misma son:

1. El diafragma es abordado por su cara cóncava bajo la caja costal; por consiguiente, de un modo menos accesible que por el tórax. En los perros con pecho muy profundo se puede pasar muy grandes dificultades.
2. Las adherencias intratorácicas extensas son más difíciles de reducir.

Las vías de entrada abdominotorácicas tienen la ventaja de una mejor exposición. Los inconvenientes son que muchos veterinarios no están habituados a esta técnica y que generalmente no es necesaria; sin embargo, cuando la vía de entrada torácica o abdominal necesita una mayor exposición, es necesario no vacilar en utilizarla.

Corrección de la hernia

Si la fisura del diafragma es importante, se observa inmediatamente; si es más pequeña, puede estar oculta por las vísceras herniadas. Cuando la extensión de la lesión ha sido determinada, los órganos herniados se reintegran con suavidad en el abdomen. A veces las retracciones cicatriciales pueden hacer difícil esta maniobra; en este caso el campo operatorio será ampliado para facilitar las manipulaciones. Las adherencias entre las vísceras torácicas y abdominales son raras; si se producen, serán separadas con muchos cuidados.

Cuando la hernia es reducida, el método de sutura de la herida diafragmática dependerá de su naturaleza. Generalmente los labios de la herida son aproximados con las pinzas de ALLIS y la sutura se hace con tantos puntos de colchonero como sea necesario, utilizando para ello catgut cromado núm. 1. Una segunda sutura continua y en sentido contrario se realiza entonces para fijar las superficies serosas. Si el desgarro es demasiado grande, se debe considerar la posibilidad de utilizar injertos de piel o de fascia al modo de un parche (11, 12). La fascia puede tomarse sobre la cara externa del muslo. La vía de acceso es la misma que la practicada para la corrección quirúrgica de las fracturas de fémur. La piel puede tomarse no importa dónde, y no se utiliza sino el tercio central del espesor del tegumento. En los casos en que el diafragma ha sido arrancado de la pared costal, la sutura de la herida debe rodear las costillas. También se puede suturarla con la incisión de toracotomía.

El período de convalencia habitualmente es sin incidentes. Sin embargo, se ha observado que después de la operación, los perros y gatos vacilan en tumbarse; tratan incluso de dormir sentados. Una cajita de carton en su jaula permitirá a estos animales apoyar su cabeza y dormir en esta posición, que aparentemente les es confortable, y ello durante los dos días siguientes a la operación.

En las hernias congénitas operadas en el adulto, puede resultar difícil colocar las vísceras en el abdomen y encerrarlas en él; efectivamente, el abdomen se ha desarrollado insuficientemente, la mitad de sus órganos se encuentran en el tórax, por ello la dificultad de realbergar las vísceras que originalmente le pertenecían.

Toracotomía

El decúbito lateral es conveniente para la mayoría de las intervenciones sobre el tórax y un saco de arena colocado entre la mesa y el tórax facilitará la separación de las costillas y el acceso al punto de elección. Los miembros anteriores son traccionados hacia delante tanto como sea posible cuando se deciden las incisiones torácicas anteriores. El decúbito dorsal es menos frecuente; se le utiliza en caso de esternotomía.

Siendo causante de shock la cirugía torácica, es habitual perfundir el enfermo con soluciones (fisiológica o glucosada) o con sangre durante la operación. Estas perfusiones deberán iniciarse desde el comienzo de la intervención.

No es necesario instrumental especial; sin embargo, pueden utilizarse ventajosamente las pinzas adecuadas en algunas intervenciones quirúrgicas vasculares.

Las incisiones torácicas se clasifican en menores o mayores (cortas o largas). Las incisiones menores pueden utilizarse para el drenaje del pus o de líquidos de la cavidad pleural, de los pulmones o del pericardio o para practicar una biopsia de la pared torácica o de un tumor pulmonar.

Las incisiones mayores sirven a las operaciones de la caja o de los órganos torácicos. Las dos técnicas más frecuentes son la resección costal o la entrada intercostal. El sitio de elección será determinado por la naturaleza de la intervención que se proyecta. Generalmente se practica una lobectomía a través de la incisión del 6.º espacio intercostal; el sitio de elección de la toracotomía para la corrección de un canal arterial persistente o de una arteriotomía pulmonar será el 3.º o el 4.º espacio intercostal, mientras que es el 8.º el que se emplea en los casos de hernias diafragmáticas.

Las incisiones intercostales pueden hacerse y cerrarse rápidamente. En los perros de cierta edad el uso de separadores puede provocar fracturas de costillas. La incisión intercostal es conveniente para la mayoría de las intervenciones torácicas en el perro.

BIBLIOGRAFIA

1. VAUGHAN, L. C. Surgical Conditions of the Thoracic Wall and Diaphragm. Symposium on Thoracic Surgery. Univ. of Guelph. oct. 1970.
2. DE TAKATS, J., FENN, S. K., y JENKENSON, E. I. Reflex pulmonary atelectasis. J.A. M.A., 120: 686, 1942.
3. DRINKER, C. K., y WARREN, M. F. The genesis and resolution of pulmonary transudates and exsudates. J.A.M.A., 122: 269, 1943.
4. REED, J. H. Thorax, Canine Surgery. Ist. Archibald ed. Am. Vet. Pub. Santa Barbara, Calif. 1965.
5. LEIGHTON, R. Chylothorax Symposium on thoracic Surgery. Univ. of Guelp, oct. 1970.
6. Blakiston's New Gould Medical Dictionary, Blakiston Co. Philadelphia. Ridgeway, J. J. Congenital diaphragmatic hernia in a dog. Vet. Med. 41: 452, 1946.
7. ANTUNES, A. A. A., REIS, F. M., y MIRANDA, W. C. Congenital diaphragmatic hernia in a dog. Rev. Fac. Med. Vet. S Paulo, 2: 193, 1943
8. KEEP, J. M. Congenital diaphragmatic hernia in a cat. Aust. Vet. J. 26: 193, 1950.
9. BRODEY, R. S., y RATCLIFFE, H. L. Congenital diaphragmatic hernia in a tiger. J.A.V.M.A., vol. 129, n.º 3, 100, 1956
10. POMMER, A. Diaphragmatic pericardial hernia in dogs. Wien. Tieraerzl Mschr., 38: 497, 1951.
11. SCHAIRER, A. E., y KEELEY, J. L. Experimental use of homologous fascia lata to repair diaphragmatic defects in dog. Surg. Gynec. and Obstet., 105, 565, 1957.
12. JANES, R. M. Repair of diaphragmatic hernia with fascia. Canad. Med. Association J., 24: 1931.

V. Fisiología clínica y cirugía torácica

H. G. Downie

La cirugía torácica del perro es diferente de la del hombre, ya que éste posee dos hemitórax distintos albergando cada uno un pulmón capaz por sí sólo de asegurar las funciones vitales. Cada hemitórax puede, por consiguiente, ser abierto sin consecuencia para el otro. En el perro, a la inversa; una punción incluso mínima de una cavidad pleural es susceptible de provocar un colapso fatal de los dos pulmones, ya que el mediastino anterior del perro es frágil y, por este hecho, cede o se desgarra en caso de pneumotórax, permitiendo que la cavidad torácica entera se llene de aire. El perro tiene, pues, una cavidad torácica única y su cirugía no puede hacerse sino bajo ventilación con presión positiva.

Es común el considerar los pulmones como estructuras aeriformes adaptadas solamente a las necesidades de la respiración. Son, no obstante, verdaderas vísceras con componentes endo y ectodérmicos que reaccionan en el plano fisiológico y farmacológico de la misma forma que en otros órganos. La función pulmonar se inicia en la laringe, que es un esfínter muscular complicado que tiene un poder de intensa constricción o dilatación; es verdaderamente la válvula del tractus respiratorio. El examen de la glotis revela que la abertura laríngea se agranda en la inspiración y se estrecha en la espiración con el fin, quizás, de una mejor distribución del aire en los alveolos. Solamente el vago inerva los músculos laríngeos. Es probable que los movimientos constatados son fenómenos reflejos que participan en el control de la inspiración y de la espiración. Parece igualmente que el cierre de la laringe es necesario para el desarrollo de una presión positiva en el interior del tórax o del abdomen; con motivo de la tos, por ejemplo, la glotis se cierra para permitir una presión intratorácica positiva; en concordancia con la contracción de los músculos torácicos, la laringe se abre liberando la fuerza de la expectoración.

Cuando en circunstancias penosas, la laringe permanece cerrada, un aumento más grande o prolongado de la presión positiva intratorácica puede conducir al colapso circulatorio al entorpecer el retorno de la sangre venosa al corazón. El individuo normal puede contrabalancear esta acción tipo Valsalva al aumentar la tonicidad vascular simpática; ello no sucede igual en los animales enfermos o anestesiados, y en estas circunstancias, puede producirse un paro cardiaco en el curso de la intubación o de la extubación traqueal.

La laringe puede responder por acción a otros estímulos que los movimientos respiratorios. Los músculos de la laringe son estriados, por consiguiente susceptibles de parálisis y de cualquier forma de estimulación químicamente inducida y aplicada a las otras masas musculares del cuerpo.

Los pulmones son una excrescencia del preintestino embrionario, por lo que ciertas semejanzas fisiológicas y farmacológicas entre los intestinos y los bronquios persisten en el adulto. Las estructuras histológicas con significación funcional evidente son las células ciliadas y las células mucosas. La acción ciliar y muco-secretoria juega un papel esencial en la prevención de las infecciones y eliminación de cuerpos extraños. Para tener una función óptima, los cilios deben estar recubiertos de una capa húmeda de mucus; su acción puede estar dificultada después de la insuflación de gases secos en los pulmones, como los anestésicos gaseosos. Así mismo los cilios serán destruidos por acción mecánica de una aspiración excesiva cuando se intenta por esta vía eliminar los cuerpos extraños del árbol respiratorio, por presión prolongada de un tubo endotraqueal o por las falsas degluciones. La eficacia de los cilios puede estar disminuida por la influencia de los narcóticos o de las fases profundas de la anestesia general.

Los pulmones son verdaderamente órganos musculares, estando ampliamente provistos de fibras musculares lisas. Las fibras musculares que están mezcladas con fibras elásticas se disponen alrededor de la vías aéreas de un modo geodésico, permitiendo variaciones de longitud y de diámetro en el curso de la respiración. Durante la inspiración hay alargamiento y dilatación de los bronquios, mientras que la inversa se produce durante la espiración. Estos cambios rítmicos están probablemente bajo control nervioso reflejo y coinciden con los movimientos de la laringe. Sin embargo, por otra parte, se ha considerado los movimientos musculares como simplemente pasivos en frente de las modificaciones de la presión intratorácica. Los músculos lisos son capaces de contracciones espasmódicas y de movimientos peristálticos. Los espasmos de la musculatura lisa del pulmón se producen temporalmente durante la tos. Los broncoespasmos no son raros en el curso de la anestesia y pueden resultar de la estimulación mecánica de las vías aéreas y de la contracción de los elementos musculares del pulmón. La contracción en las fibras musculares en relación a la luz bronquial es más elevada a nivel de los bronquiolos terminales. Estas reacciones reflejas que se manifiestan a veces lamentablemente durante las intervenciones quirúrgicas acarrean frecuentemente un estado alarmante de anoxia y trastornos circulatorios graves, como arritmia, hipertensión, hipotensión y a veces paro cardiaco.

Los pulmones son los únicos órganos con doble sistema arterial. El conocimiento del reparto de misiones entre las arterias bronquiales y las arterias pulmonares es importante para comprender lo que es la respiración o determinados fenómenos, como el edema de pulmón. En condiciones normales, la circulación arterial bronquial tiene una misión puramente de nutrición de los tejidos del pulmón, de la tráquea, bronquios, tejidos conectivos, elementos nerviosos y de los vasa vasorum de los grandes vasos. Las arterias bronquiales terminan en el punto de división entre los elementos de conducción y los elementos verdaderamente respiratorios del árbol bronquial. La presión hidrostática de la arteria bronquial es la misma que para la circulación arterial sistémica, estando la circulación arterial bronquial bajo control neurógeno. Se ha considerado como posible que las arterias bronquiales puedan jugar un papel en la aparición del edema de pulmón, y más especialmente su variedad de naturaleza neurógena. El volumen de la circulación arterial bronquial ha sido medido en el perro, y no excede del 1 % del volumen minuto cardiaco; por este hecho es poco probable que el volumen arterial bronquial contribuya verdaderamente a una insuficiencia de la PO2 arterial o al desencadenamiento de un edema pulmonar. En condiciones patológicas las arterias bronquiales adquieren todavía más importancia. La hemorragia de una arteria bronquial es masiva más fácilmente y circunstancialmente más peligrosa que si se produjera en un vaso de la circulación arterial pulmonar. En caso de destrucción del tejido pulmonar acompañado de reducción o de supresión de la circulación arterial pulmonar por cualquiera razón que fuera, las arterias bronquiales pueden asegurar una suplencia y tomar una función respiratoria habitualmente patrimonio de las arterias pulmonares.

La misión de las arterias pulmonares en la respiración es evidente; es necesario sin embargo prestar atención a la forma como se hace la regulación de su volumen minuto. A la inversa de las arterias bronquiales, el tono arterial pulmonar no parece sufrir influencia neurógena. Bajo este aspecto, la circulación arterial pulmonar se parece a las del cerebro y del corazón, en las cuales las presiones parciales de O_2 y CO_2 tienen una acción predominante. En estos tres sistemas arteriales una disminución de la saturación en oxígeno provocará una vasodilatación compensadora, mientras que una saturación máxima producirá un cierto grado de vasoconstricción. Así mismo, un aumento del gas carbónico circulante provocará una vasodilatación, y la inversa, una vasoconstricción. En cada caso, los mecanismos de regulación parecen estar ajustados a las necesidades metabólicas de los tejidos interesados. En el caso de las arterias pulmonares, la existencia de otro medio de regulación ha sido comprobada; una tensión en oxígeno baja en los alveolos produce una vasoconstricción contraria a lo que se podía esperar. Sin embargo, otro ejemplo de lo que se puede llamar una regulación juiciosa es que la circulación pulmonar en los alveolos está orientada hacia las zonas perfectamente ventiladas. Es de señalar que los pulmones estén al abrigo de los acúmulos líquidos a pesar de la poca resistencia que ofrece su estructura al paso del plasma a través de los capilares. Varios factores justifican esta resistencia al edema. Primeramente los pulmones están ricamente provistos de vasos linfáticos que drenan los trasudados tan luego como se acumulan. Después la presión hidrostática en los capilares es sensiblemente menos elevada que en los capilares de la circulación sistémica, siendo esta presión inferior a la presión media de la arteria pulmonar, que no rebasa los 18 mm/Hg en los individuos normales. La presión oncótica, finalmente, en los capilares pulmonares excede con mucho a la presión hidrostática. En caso de hipertensión arterial pulmonar, las probabilidades de edema pulmonar son evidentemente mayores.

Los clínicos están más preocupados por la ventilación que por los otros aspectos de la función pulmonar, ya que las insuficiencias ventilatorias son más frecuentes que los trastornos de distribución o de recambios gaseosos. Las insuficiencias ventilatorias llegan muy frecuentemente solas, mientras que los trastornos importantes de distribución o de difusión están generalmente asociadas a un cierto efecto sobre la ventilación. Así, la medida puede hacerse rápidamente y con precisión con la ayuda de instrumentos sencillos, mientras que la evaluación de la distribución y de la difusión gaseosas necesita procedimientos de análisis más complicados y menos seguros. El concepto sencillo de la caja torácica y del diafragma considerados como una pareja de fuelles ha ayudado mucho a definir la insuficiencia respiratoria. Un cilindro con un amplio escape en una extremidad y un pistón con una larga biela representan el correspondiente mecánico de ello. El aire desplazado por el pistón desplazándose de un extremo al otro del cilindro corresponde al volumen de ventilación máxima, es decir, a la capacidad vital que puede reducirse por la disminución del recorrido de la biela; esto es lo que se observa clínicamente cuando la musculatura respiratoria está debilitada como en algunos tipos de parálisis. La capacidad vital puede igualmente estar reducida si se introduce una cuña en el cilindro limitando la carrera del pistón; esto sucede cada vez que la masa del parénquima pulmonar insuflable está disminuida por una causa cualquiera: compresión extrapleural por pleuresía o pneumotórax, oclusión bronquial, pérdida de substancia por excisión quirúrgica, tumores o reducción del alveolo por congestión de los capilares pulmonares.

Otro tipo de defectuosidad ventilatoria es la insuficiencia por obstrucción. Este inconveniente está producido por la reducción del escape del cilindro. El pistón no está limitado en su carrera, pero emplea más tiempo en pasar el aire a través de un orificio más estrecho. Una oclusión parcial de las principales vías aéreas, por un tumor por ejemplo, puede provocar esta insuficiencia. Una reducción del diámetro de las más pequeñas vías aéreas por un espasmo o un edema produciría una obstrucción difusa. En caso de obstrucciones, el pulmón pierde ocasionalmente su elasticidad, se contrae menos fácilmente: una vez más el movimiento del pistón será ralentizado. En el enfisema pulmonar, el trastorno de la arquitectura pulmonar contribuye a la insuficiencia ventilatoria por obstrucción. En todos estos trastornos por obstrucción se tendrá una falsa idea de la insuficiencia ventilatoria si no se mide más que la capacidad vital sin tener en cuenta la ventilación por minuto. Una pérdida tisular funcional no tendría repercusión grave más que si es extensa, ya que, en este caso, el descenso de la ventilación máxima es proporcional a la pérdida de tejido pulmonar insuflable; por el contrario, un obstáculo incluso mínimo en la columna de aire reducirá considerablemente la capacidad de ventilación, ya que la resistencia al paso del aire aumenta de un modo inversamente proporcional a la anchura del diámetro del conducto.

Los cambios gaseosos respiratorios consisten esencialmente en transferir el oxígeno del aire a la sangre a nivel de los capilares pulmonares y el gas carbónico en sentido inverso. El análisis de los gases de la sangre arterial es indispensable para evaluar la función respiratoria. La sangre venosa periférica es inutilizable, ya que su concentración gaseosa depende en gran parte del metabolismo local y de la importancia de la irrigación tisular. El diagnóstico de hipoxemia o de saturación en oxígeno anormalmente bajo se establece clínicamente en presencia de una cianosis que no se hace evidente, como se admite generalmente, más que si la saturación en oxígeno desciende en el 80 %. La determinación de la oxigenación de la sangre arterial en las enfermedades respiratorias crónicas debería ser tan importante como la de urea en los trastornos renales, por lo menos aparentemente; ahora bien, efectivamente, la saturación arterial en oxígeno es una medida muy imprecisa de la eficacia de la ventilación alveolar, y una insuficiencia funcional pulmonar grave puede muy bien existir sin hipoxemia significativa, ya que, en este caso, una oxigenación conveniente podría asegurarse por un enorme esfuerzo respiratorio suplementario. La pérdida de parénquima pulmonar no produciría insaturación si la circulación pulmonar es derivada eficazmente; por ello la rareza de la hipoxemia después de la resección de un pulmón entero. Una insaturación arterial puede observarse si los pulmones normales están insuficientemente oxigenados debido al hecho de una obstrucción de las vías respiratorias superiores, de una parálisis de los músculos respiratorios o de una concentración de oxígeno insuficiente del aire inspirado. La hipoxemia puede deberse igualmente a una oxigenación inadecuada de un pulmón lesionado, por trastornos de la distribución o de la difusión.

Con el fin de asegurar las necesidades en oxígeno del organismo, el mecanismo respiratorio está bajo un doble control, nervioso y químico. El centro respiratorio es una verdadera colección de células nerviosas diseminadas en la zona reticulada de la médula. Comprende un centro inspiratorio y otro espiratorio. El inspiratorio es bilateral; el espiratorio se sitúa por encima y ligeramente delante del otro. En razón de su posición anatómica, estos centros reciben numerosas ramas aferentes, de las cuales muchas no han sido seguidas hasta su origen. Las más importantes fuentes de impulsos del centro respiratorio son los pulmones por intermedio del vago y del centro pneumotáxico. Otros impulsos aferentes alcanzan el centro respiratorio por el quinto, noveno y décimo pares craneales. Otros más nacen en los receptores cutáneos y mucosos del dolor y en los receptores musculares y articulares.

Los impulsos eferentes parten del centro respiratorio a los núcleos de los nervios craneales quinto, séptimo, noveno, décimo, undécimo y duodécimo. Estos pares inervan los músculos estriados de los ollares, boca, faringe, laringe y lengua, y los músculos lisos de la faringe, laringe y bronquios. En la respiración normal, solamente los músculos de la faringe, laringe y de los bronquios actúan, pero los demás músculos pueden intervenir en las respiraciones forzadas. Otros nervios eferentes salen del centro respiratorio, penetran en la médula espinal para terminar en los núcleos motores medulares controlando los músculos diafragmáticos, torácicos y abdominales. Una respiración normal implica la contracción de los músculos diafragmáticos, intercostales externos, faríngeos, laríngeos y bronquiales. La espiración es esencialmente pasiva, y resulta del relajamiento de los músculos inspiratorios. La actividad de los centros respiratorios ha sido demostrada por las experiencias realizadas sobre gatos, perros y monos. Una estimulación eléctrica del centro respiratorio provoca un esfuerzo inspiratorio máximo que se mantiene durante toda la duración de la estimulación. La estimulación del centro respiratorio no provoca sino un esfuerzo espiratorio mínimo. Es evidente que cuando un centro es activo, el otro está inhibido. Si los dos centros son estimulados al mismo tiempo, es una inspiración lo que se produce, lo que demuestra el predominio del centro inspiratorio sobre el espiratorio. El centro respiratorio, sin embargo, no es capaz de producir movimientos respiratorios sobre un ritmo normal. El ritmo es impuesto al centro respiratorio por un mecanismo vagal inhibidor, o mecanismo reflejo de HERING-BREUER. La inhibición vagal bloquea el centro respiratorio con un cierto estado de inspiración, permitiendo así la espiración. El vago lleva fibras sensitivas cuyas terminaciones son los mecanorreceptores situados en las paredes de los bronquiolos, conductos alveolares, sacos alveolares y alveolos. En el curso de las últimas fases de la inspiración, estos receptores son estimulados por la distensión del pulmón. Los influjos son transmitidos por el vago al cerebro y de allí al centro respiratorio, y cuando alcanzan una cierta actividad, es estimulado el centro espiratorio. Este centro inhibe al inspiratorio, los músculos inspiratorios se relajan, la caja torácica disminuye de volumen, los pulmones se retraen en razón de su elasticidad, y la espiración se produce. En este momento los impulsos del pulmón al centro espiratorio disminuyen, la influencia inhibitoria del centro espiratorio sobre el inspiratorio cesa y las neuronas con bajo umbral de actividad del centro inspiratorio descargan sus estímulos de nuevo.

El mecanismo inhibidor pneumotáxico funciona de un modo análogo al del sistema inhibidor vagal. Estos dos mecanismos imponen la ritmicidad a los centros respiratorios. El centro pneumotáxico retransmite estos estímulos al centro espiratorio. Cuando la intensidad de los influjos nerviosos es suficiente, el centro espiratorio es estimulado e inhibe al centro inspiratorio. La estimulación del centro pneumotáxico cesa entonces, la actividad del centro espiratorio baja y el centro inspiratorio no es inhibido. Durante la respiración normal, este mecanismo es secundario con relación al reflejo vagal. Cuando los nervios pneumogástricos se seccionan, la ritmicidad de la respiración pasa bajo la única dependencia del mecanismo pneumotáxico. Si los pneumogástricos son seccionados y el centro pneumotáxico aislado de los centros respiratorios por sección de la protuberancia anular, el animal desarrolla un movimiento inspiratorio tónico, potente y prolongado, y finalmente muere. Si los pneumogástricos están intactos y la protuberancia anular seccionada, la respiración prosigue normalmente con solamente un ligero descenso de la frecuencia y un aumento de la profundidad.

Otros reflejos pueden afectar el sistema respiratorio. Toda una serie de mecanismos tienen sitio allí donde prácticamente todos los nervios sensitivos cutáneos pueden desencadenar un reflejo modificando la respiración. La estimulación de las fibras nerviosas transmitiendo el dolor aumenta inmediatamente la ventilación pulmonar. Por el contrario, un dolor pleural tiende a disminuir la profundidad y a aumentar la frecuencia de la respiración.

La irritación de la mucosa nasal puede provocar estornudos por estimulación de las terminaciones nerviosas del trigémino. La inhalación de gases irritantes inhibe la respiración por vía refleja.

Los movimientos musculares y articulares, ya sean pasivos o no, producen un aumento sensible de la ventilación pulmonar; durante el ejercicio, por este hecho, el aumento de la ventilación pulmonar se deberá en parte a los estímulos que provienen de los músculos y de las articulaciones. Se ha demostrado que una elevación de la presión sanguínea provoca un reflejo inhibidor de la respiración por estimulación de los barorreceptores del seno carotídeo y del arco aórtico. Una caída de la presión sanguínea estimula la respiración. En condiciones normales, los barorreceptores no parecen sin embargo tener misión en la función respiratoria. Además de los estímulos nerviosos, las estimulaciones químicas pueden influir sobre la ventilación pulmonar. Si las necesidades en oxígeno del organismo se modifican es necesaria una modificación correspondiente de la ventilación pulmonar, que es aportada gracias a los vectores químicos como el gas carbónico y el mismo oxígeno, actuando bien directamente sobre los centros respiratorios, bien por intermedio de los quimiorreceptores. En condiciones normales, la regulación química de la respiración es asegurada por el gas carbónico cuya concentración sanguínea influye sobre los centros respiratorios. Una ligerísima elevación del gas carbónico arterial aumenta muy claramente la ventilación pulmonar. El gas carbónico tiene una acción específica sobre las células de los centros respiratorios. Un descenso de la presión arterial en gas carbónico ralentiza la respiración, y si ella es suficientemente grande, la detiene. Un aumento de la concentración en iones hidrógeno estimula la ventilación; una disminución, la inhibe. Si no se puede tener en cuenta la acción del oxígeno sobre los quimiorreceptores, un descenso de la tensión en oxígeno de la sangre arterial disminuye la ventilación, deprimiendo las neuronas de los centros respiratorios. Si la tensión en oxígeno baja moderamente, se asiste a una fase transitoria de estimulación respiratoria. Los efectos del aumento de la presión arterial en oxígeno son variables; en el perro, inhibe la respiración. Se supone que la frecuencia de los estímulos emitidos por las neuronas respiratorias aumenta al mismo tiempo que la temperatura se eleva.

Los quimiorreceptores son estructuras sensibles a las modificaciones sanguíneas. El centro aórtico está situado en el cayado de la aorta; el centro carotídeo está situado al principio de la arteria carótida cerca del seno carotídeo. Los quimiorreceptores son estimulados por los mismos agentes químicos que los centros respiratorios. La importancia de los quimiorreceptores en el animal normal en el control de la respiración no ha sido determinada. Algunos autores piensan, sin embargo, que tienen poca o ninguna misión en la regulación de la respiración en las condiciones fisiológicas normales. Los quimiorreceptores pueden ser considerados como mecanismos accesorios que no intervienen sino cuando la respiración está deprimida, durante la anestesia por ejemplo.

BIBLIOGRAFIA

1. COMROE, J. H. The lung. Scientific American 214: 56, 1966.
2. FARIDY, E. E. Effect of alterations of PO_2 PCO_2 Ph. and blood on elastic behaviour of dog's lungs. J. Applied Phys. 27: 342, 1969.
3. FAUKUMA, S. Pulmonary diffusing capacity in the dog as influenced by anesthesia and ventilatory regime. Resp. Physiol. 8: 311, 1970.
4. GAENSLER, E. A. Clinical pulmonary physiology. New England J. Med. 252: 177, 1955.
5. JONES, E. H. Ventilation and ressuscitation in the dog. Fed. Proc. 28: n.º 4:, 1.471, 1969.
6. KIM, S. I. Comparison of cardiorespiratory changes in survining and non-survining shock dogs. Arch. Surg. 100: 275, 1970.
7. MOTLEY, H. L. Physiology of respiration with reference to pulmonary disease. Amer. J. Surg. 89: 106, 1955.
8. VANDAM, L. D. Some observations on the function of pulmonary structures. Amer. J. Surg. 89: 101, 1955.

VI. La anestesia en cirugía torácica

WAYNE MC. DONELL

Los recientes progresos de la anestesia en medicina veterinaria han jugado un importante papel permitiendo nuevas posibilidades quirúrgicas en la cirugía torácica.

La instalación de la anestesia para las intervenciones intratorácicas es sin duda la más delicada de las técnicas de anestesia; sin embargo, se puede dirigirla bien a condición de respetar algunos principios básicos.

PRINCIPIOS

La primera necesidad para la anestesia en cirugía torácica es el mantenimiento de una respiración conveniente, es decir, un aporte suplementario en oxígeno y una ventilación asistida o controlada.

La inducción de la anestesia y el despertar deben ser suaves y rápidos, con un mínimo de agitación y de excitación.

Muchas intervenciones quirúrgicas torácicas se acompañan de una disminución de las funciones respiratoria y cardiovascular, por ello es conveniente utilizar lo menos posible drogas depresivas permitiendo el control minuto a minuto de la profundidad de la anestesia.

Generalmente, una analgesia y una relajación muscular suficientes pueden obtenerse con una anestesia ligera. La pleura parietal es sensible, mientras que la pared torácica es pobre en fibras sensitivas. La pleura visceral, los pulmones, el corazón, están prácticamente desprovistos de receptores del dolor, si bien los reflejos autónomos, particularmente vagales, pueden desencadenarse por diferentes estímulos, como las manipulaciones viscerales, en especial.

Las manipulaciones intratorácicas son frecuentemente facilitadas al suprimir los movimientos del diafragma por hiperventilación o por relajación muscular. Un paro momentáneo de la ventilación por control manual puede ayudar al cirujano en determinadas circunstancias.

ASPECTOS RESPIRATORIOS Y CARDIACOS

En el curso de una inspiración normal el diafragma y los músculos intercostales se contraen, movilizando el diafragma hacia atrás y las paredes torácicas hacia el exterior. El pulmón se comporta como un balón; está adherido a la pared torácica y se llena con ella. Se produce de este modo una depresión de 6 a 8 mm de mercurio en la cavidad pleural y de 2 a 3 mm de mercurio en los alveolos y el árbol traqueobronquial.

El aire se inspira bajo presión atmosférica hasta que la presión intratraqueal se iguala con ella.

La espiración es normalmente pasiva, siendo el aire expulsado por la elasticidad pulmonar y torácica. Cuando la espiración se completa, la presión intratraqueal se vuelve al nivel atmosférico, mientras que la presión intrapleural es ligeramente negativa (4 mm de mercurio), lo que previene el colapso pulmonar.

Al aire inspirado y espirado en cada respiración se le llama volumen corriente. La totalidad del aire inspirado no contribuye al recambio gaseoso. Todo lo que llena las vías respiratorias superiores y el árbol traqueobronquial constituye el espacio muerto anatómico, que se reduce por la intubación endotraqueal y que se aumenta ligeramente por algunos anestésicos y la atropina. Prácticamente las variaciones del espacio muerto son pequeñas con relación a las del ritmo, volumen corriente o en el curso de una toracotomía.

Una parte del volumen útil entra en alveolos cuya irrigación sanguínea es insuficiente o nula, constituyendo así el espacio muerto alveolar. Este, más el espacio muerto anatómico, constituyen la ventilación completamente perdida, es decir, el espacio muerto fisiológico. Este espacio muerto fisiológico es el mismo que el espacio muerto anatómico en el perro sano vivo, pero aumenta en el curso de las pneumopatías o de la anestesia.

Las variaciones en las presiones intratorácicas e intraabdominales asociadas a los movimientos diafragmáticos aseguran un mecanismo de bombeo que facilita el transporte de sangre hacia el tórax. Todo factor que entorpezca el retorno venoso o disminuya la presión del llenado del ventrículo derecho tendrá tendencia a reducir el volumen sistólico y la presión sanguínea.

Los movimientos de las paredes torácicas y del diafragma continúan después de la apertura de la cavidad pleural, aunque los motivos sean quirúrgicos o traumáticos, pero la ventilación cesa. Esto es particularmente exacto en el perro, cuyo mediastino es incompleto. El colapso pulmonar y la atelectasia son seguidos rápidamente de hipoxia arterial y de hipercapnia. Los recambios gaseosos deben por consiguiente asegurarse en tanto que la cavidad pleural permanezca abierta.

La respiración intermitente con presión positiva (I.P.P.R.) es el mejor método capaz de asegurar este aporte. Permite la insuflación rítmica de los pulmones por el aire ambiental o el oxígeno y consiste en aumentar los movimientos de ventilación naturales, mientras que la respiración controlada supone una dirección del ritmo por el anestesista.

Los cambios gaseosos alveolares son relativamente ineficaces en el animal toracotomizado y ventilado. Para explicar este hecho es preciso recordar la noción de relación entre ventilación y perfusión, es decir, las interrelaciones entre gas y sangre en el pulmón. Esta relación es variable de un territorio pulmonar a otro, de un alveolo a otro, algunos están demasiado perfundidos con relación a otros que lo son insuficientemente. Esta relación para un pulmón normal es del orden de 0'8. En otras palabras, para una ventilación alveolar de 80 ml por minuto, 100 ml de sangre atraviesan los capilares pulmonares.

La relación ventilación/perfusión es modificada en el curso de la anestesia y esta alteración se manifiesta por un aumento, como se ha dicho anterior mente, del espacio muerto alveolar fisiológico. La respiración con presión positiva intermitente perturba inmediatamente esta relación, particularmente en el animal toracotomizado.

La parte pulmonar alta tiene tendencia a estar sobreventilada y subperfundida, mientras que sucede inversamente para las partes pulmonares distales, siendo el resultado final un aumento de la ventilación-minuto más allá del 100 % cuando el tórax es abierto para tener un cambio gaseoso análogo.

Es difícil disociar los efectos cardiovasculares de la toracotomía de los de la respiración intermitente con presión positiva.

La inspiración hace intervenir las presiones positivas en el interior del tórax; sin embargo, el llenado diastólico se hace sobre todo durante la espiración.

Los estudios cinefluorográficos han demostrado que el corazón normal en un tórax cerrado contiene volúmenes relativamente importantes de sangre "residual" al final del sístole (sobre el 10 % del volumen sanguíneo); en el animal anestesiado y toracotomizado, el corazón se contrae vaciando casi completamente sus ventrículos en el curso de cada sístole, lo que reduce muy verosímilmente la actividad miocárdica.

Esta modificación puede durar hasta dos días después de la reinsuflación de los pulmones y reinstauración de la integridad torácica.

Pequeñas cantidades de aire en el interior del tórax afectan de forma significativa el grado y la persistencia de la reducción del volumen cardiaco (1).

El ritmo cardiaco en general aumenta durante la toracotomía a menos que el anestésico utilizado sea metoxifluorano o halotano. Contracción y volumen minuto cardiaco bajan en general, según algunos estudios, en más del 50 %. Sin embargo, los animales cuya supervivencia necesita un esfuerzo cardiaco aumentado (por ejemplo en el curso de las insuficiencias respiratorias o cardiovasculares, en los animales anémicos o hipovolémicos) estarán sometidos a una agresión más fuerte en el curso de una toracotomía. Los episodios hemorrágicos incluso mínimos serán mal soportados; perfusiones y transfusiones se hacen entonces de una necesidad absoluta.

MEDICACIONES

Preanestésicos

Las premedicaciones se utilizarán con parsimonia, especialmente en el curso de anestesias gaseosas. La atropinización es generalmente recomendable, ya que ella previene las secreciones de las glándulas salivares, de las mucosas bronquiales y estomacales. Ella tiende igualmente a impedir el reflejo de bradicardia y de hipotensión debido a la excitación vagal como la que se produce durante la intubación intratraqueal. Los animales jóvenes que sufren taquicardia primitiva no deben ser atropinizados. La dosis de atropina recomendada es de 0'02 mg por kg por vía intramuscular o subcutánea.

Los narcóticos y los ataráxicos deben utilizarse con moderación y gran prudencia en razón de sus efectos depresores e hipotensores. Si la agresividad de un animal o su excitación exige la administración de un calmante, el mejor método, en el perro y el gato, es la administración de Meperidina (5 a 10 mg/kg). Si es necesario pequeñas dosis de un ataráxico pueden administrarse igualmente (acetilpromazina, 0'1 mg/kg).

Anestésicos gaseosos

La anestesia gaseosa ofrece ventajas ciertas para la cirugía torácica. Se utiliza generalmente el oxígeno como vehículo, asegurando así una protección contra la hipoxia. La ventilación es asistida o controlada. La acción acumulativa es mínima y el nivel anestésico puede modificarse fácilmente por el anestesista.

Es posible emprender largas operaciones con menor riesgo para el animal que con las anestesias intravenosas.

Los anestésicos gaseosos más frecuentemente utilizados en el momento actual son el éter, protóxido de nitrógeno, metoxifluorano o el halotano. El éter no es depresor respiratorio o cardiovascular en el curso de las anestesias quirúrgicas ligeras, su margen de seguridad entre dosis anestésica y tóxica es amplio y es poco costoso.

Sin embargo, con el oxígeno, el éter forma una mezcla explosiva; es irritante para las mucosas. La adrenalina no debe *nunca* asociarse con una anestesia por halotano para elevar la presión sanguínea o asegurar una hemostasia local (excepto a la dilución 1/200.000) a causa del peligro de fibrilación ventricular.

Anestésicos intravenosos

La anestesia intravenosa exige poco material, su administración es fácil. La inducción es rápida y suave, sobre todo después de premedicación. Una vez inyectado el producto, el anestesista tiene poco control sobre la profundidad de la anestesia. La eliminación del producto se hace por metabolismo hepático y excreción renal; a veces el despertar es tardío. Una vasodilatación periférica puede sobrevenir bruscamente en el curso de la inducción y asociándose a volumen minuto cardiaco disminuido, precipitar un colapso circulatorio en un animal cuya resistencia cardiovascular es reducida.

La administración lenta de solución de tiobarbitúrico al 2 % disminuye el peligro (3). El oxígeno y las perfusiones adecuadas aseguran la anestesia por barbitúrico cuyo papel permanece con mucha frecuencia limitado a la inducción rápida y suave de la anestesia antes de tomar el relevo por un anestésico gaseoso.

Relajantes musculares

Se les utiliza con dos fines:

1. Como una parte integrada en la anestesia "balanceada" con el fin de reducir las dosis de anestésicos y disminuir por este hecho el efecto depresor central.
2. Para suprimir los movimientos respiratorios y permitir al anestesista un control completo de la ventilación.

Dos substancias se utilizan generalmente para los pequeños animales: el cloruro de succinilcolina, agente depolarizante, y el trietilioduro de galamina, agente no depolarizante. El perro es sensible al cloruro de succinilcolina y una dosis de 0'3 mg/kg dará 15 a 20 minutos de relajamiento muscular. No repetir nunca la inyección, ya que la acción puede ser muy larga; no existe, por añadidura, antídoto.

La galamina puede utilizarse en el perro. Una dosis de 1 mg/kg asegura 10 a 30 minutos de relajamiento muscular. Su antagonista es la neostigmina, que se emplea a la dosis de 0'25 a 0'5 mg después de atropinización con el fin de bloquear sus efectos muscarínicos.

Marcha de la anestesia

Ante toda anestesia, será necesario valorar de qué forma y a qué nivel el estado clínico del animal perturba sus funciones fisiológicas normales. Las dos anomalías principales son desde luego las que reducen el volumen de los pulmones (por ejemplo una hernia diafragmática, un pneumotórax, tumores torácicos); a continuación, las lesiones adquiridas o congénitas del corazón (por ejemplo, persistencia del canal arterial, una estenosis pulmonar, mitral o aórtica, un fallo congestivo cardiaco).

Si subsiste alguna duda sobre la capacidad del sistema respiratorio y cardiovascular de soportar la anestesia, un test de tolerancia al ejercicio resuelve el problema. Se hace ir y venir al animal por un terreno en pediente o en una escalera. Los animales que no presentan molestias tolerarán la anestesia si se practica con buena técnica, mientras que cualquier signo de fatiga, disnea, taquicardia pronunciada o de colapso será el índice de una tolerancia reducida (4).

Se debe siempre poner los animales en las mejores condiciones antes de toda anestesia o acto quirúrgico.

Todo animal que padezca hidrotórax, pneumotórax o hemotórax estará mucho menos en peligro anestésico si los líquidos o gas responsables son previamente eliminados.

La digitalización y una terapéutica diurética previas pueden estar indicadas en algunos problemas cardiovasculares.

La deshidratación y la hipovolemia deben ser corregidas tanto como sea posible antes de la operación, ya que la anestesia al reducir el tono vasomotor puede provocar un colapso cardiovascular. Se debe reservar una entrada venosa con el fin de que la sangre, plasma o cualquier otra infusión líquida puedan administrarse en el curso de la operación si es necesario.

En muchos casos, la corrección previa de las dificultades respiratorias o cardiovasculares es imposible; será necesario entonces terminar la preparación quirúrgica previamente a la inducción de la anestesia. Todos los equipos necesarios, medicamentos y el personal deben estar preparados para la anestesia y una posible reanimación. La falta de resistencia del enfermo puede compensarse en parte por la administración de oxígeno con máscara durante los 5-10 minutos que preceden a la inducción a condición de que el animal tolere la mascarilla sin debatirse; esta medida permite una cierta protección contra la hipoxia que acompaña las paradas respiratorias momentáneas, las obstrucciones de las vías aéreas superiores o incluso los paros cardiacos.

En principio, la inducción por un anestésico inhalado es preferible, pero de hecho se acompaña frecuentemente de reacciones de defensa, de una estimulación simpática masiva y de la degradación de la condición del animal. La administración de una solución al 2 % de tiobarbitúrico es generalmente más deseable. A continuación de la inducción, el animal debe ser intubado inmediatamente y recibir oxígeno. Este es particularmente indispensable cuando existe acumulación de líquido o de alimento por encima de una obstrucción esofágica por cuerpo extraño o por un arco aórtico persistente. Si la laringe es anestesiada localmente, la inserción de un tubo endotraqueal de manguito hinchable ocasionará menos bradicardia e hipotensión. Los peligros de edema laríngeo secundario serán mayores si la tráquea y la laringe padecen una inflamación subyacente.

El animal debe estar en una posición quirúrgica tal que sea posible la vigilancia de las mucosas bucales y la palpación de una arteria lingual o femoral. Se deberá colocar un estetoscopio esofágico como ayuda de la vigilancia cardiaca y si fuera posible un osciloscopio para el control del electrocardiograma.

La anestesia por inhalación es asegurada generalmente por un sistema cerrado, va y viene por ejemplo, o circuito cerrado en el caso de un animal de un peso superior a 5 kg. Conviene mejor mantener los animales más pequeños en circuito semiabierto, en general en Y de Aère modificada, de forma de reducir el espacio muerto y la resistencia a la respiración (6).

Existen tres modos de inhibir los movimientos respiratorios de un animal con el fin de permitir un control fácil por el anestesista:

1. hiperventilación;
2. uso de drogas que paralicen los músculos;

3. profundizar la anestesia. Este último método es manifiestamente indeseable.

Para realizar la hiperventilación y la disminución de la tasa de CO_2 arterial, los pulmones son simplemente insuflados a un ritmo y a un volumen más elevados que en el curso de la ventilación espontánea. Se la practica fácilmente, excepto en los animales que padecen acidosis o una disminución importante del volumen pulmonar eficaz. La hiperventilación es seguida siempre de hipocapnia, cuando el animal es ventilado con oxígeno o aire ambiental. Esto es importante para regresar del paro respiratorio a una respiración normal, la ventilación debe ser ralentizada para permitir una restauración del CO_2 sanguíneo sin, por otra parte, disminuir el aporte de oxígeno. Un sistema tal de control de la ventilación permite mantener los gases de la sangre próximos a su nivel homeostásico utilizando la presencia o la ausencia de movimiento del diafragma como indicador de la presión del CO_2 arterial.

Se puede utilizar también relajantes musculares. Permiten un relajamiento eficaz, pero su manejo requiere experiencia, ya que la determinación del nivel de anestesia y del volumen de ventilación conveniente es más difícil.

Ventilación artificial

La respiración por difusión se utiliza para asegurar la oxigenación en el curso de las toracotomías, pero la eliminación del CO_2 es muy insuficiente, resultando de ello una acidosis grave, una hipersimpaticotonía marcada y una excitabilidad cardiaca aumentada. Se puede administrar oxígeno en abundancia por un tubo endotraqueal ajustado suavemente sin que se obtenga una insuflación de los pulmones.

Aunque los animales hayan sobrevivido más tiempo de una hora de respiración por difusión (8), es preciso recordar que los casos clínicos justificados de la cirugía no soportan esta prueba. Un examen broncoscópico de corta duración (5 minutos) puede hacerse con motivo de este tipo de oxigenación.

Habitualmente los cambios gaseosos se hacen por ventilación a presión positiva intermitente. En el curso de esta ventilación, ya sea manual o mecánica, es preciso asegurar una ventilación alveolar uniforme sin producir depresión circulatoria importante. Cuatro puntos principales deben considerarse.

1. Ritmo y profundidad de la ventilación.
2. Carácter del flujo inspiratorio y espiratorio.
3. Amplitud del vértice de la presión.
4. Relación tiempo de inspiración/tiempo de espiración.

Los elementos del ciclo respiratorio deben ajustarse de tal modo que la duración de la presión positiva sea mínima, todo ello asegurando los cambios gaseosos correctos, ya que es la prolongación de la presión positiva el factor de las más grandes perturbaciones circulatorias.

La insuflación de los pulmones debe ser lo más rápida posible, excepto en caso de enfermedades respiratorias (asma, bronquitis, bronquiectasia). La fase inspiratoria del ciclo no debe exceder la mitad de la fase espiratoria, reduciendo así el ritmo respiratorio a un máximo de 20 por minuto. Las presiones de 15 a 20 mm de mercurio son en en general suficientes para una insuflación conveniente de los pulmones. Las presiones superiores a 40 mm dificultan la circulación pulmonar capilar.

Breves presiones de este tipo pueden sin embargo ser necesarias para el hinchado de un pulmón contraído. Una corrección completa de las atelectasias que se producen en el curso de las manipulaciones quirúrgicas del pulmón es necesaria cada 10 a 15 minutos. Cuanto más tiempo las zonas del pulmón permanecen contraídas, más difícil es su insuflación; estas zonas, además de su ineptitud para los cambios gaseosos, son muy sensibles a las infecciones. Un pulmón que haya estado contraído antes de la intervención puede resistir a la insuflación y, por ello, su recuperación no es deseable, ya que ella puede conducir al edema.

La espiración es por lo general un fenómeno pasivo; sin embargo, se debe tener cuidado de reducir al máximo las fuerzas que se oponen a ella.

Algunos respiradores mecánicos tienen una fase negativa en el curso de la espiración. Esta práctica es más perjudicial que útil, excepto en los casos muy especiales en razón del peligro de colapso alveolar con exudación en la luz alveolar (5, 7).

Una ventilación controlada con volúmenes corrientes normales ocasiona una atelectasia periférica progresiva en los animales con tórax abierto o cerrado. Des métodos permiten prevenirla: el primero consiste en intercalar los volúmenes corrientes muy débiles con respiraciones "profundas" cada 5 a 10 minutos. Un método mejor utiliza volúmenes corrientes más frecuentes y más importantes. Se utiliza un ritmo de 8 a 12 por minuto con un volumen corriente de 13 a 16 ml por kg en los perros con tórax cerrado y de 20 a 30 ml en los animales con tórax abierto.

En ausencia de un control del volumen respiratorio, el anestesista puede valorar la cantidad y la calidad del volumen corriente observando la expansión del pecho y del pulmón. La regla es evitar la sobreventilación; el pequeño tamaño de los animales con relación al balón de respiración hace que la subventilación sea rara. En cambio, una sobreventilación grave, reduciendo el CO_2 y prolongando la apnea, resulta el problema clínico más frecuente.

La ventilación manual se realiza por compresión del balón del circuito anestésico o por un respirador manual en el curso de la inspiración y relajamiento en el curso de la espiración. La válvula de seguridad debe estar cerrada y el baloncito de la sonda endotraqueal hinchado. Puesto que la ventilación minuto está aumentada por encima de lo normal, **la concentración en anestésico gaseoso debe ser considerablemente reducida.** En numerosos casos es preferible cerrar el vaporizador completamente hasta que haya una disminución evidente de la anestesia. Este principio es válido para los respiradores artificiales.

Una compresión rítmica del balón durante largo tiempo puede ser fatigosa y fastidiosa. Los respiradores artificiales pueden funcionar como las "manos mecánicas", liberando al anestesista para otras tareas. Ellos aseguran un modo de ventilación más regular, pero la cooperación "breath by breath" con el cirujano no es posible. La presión, el volumen y el ritmo dados por el respirador deben seguir las mismas normas que en la ventilación normal.

Cierre del tórax y cuidados post-operatorios

El control ideal de la respiración debe ser mantenido hasta el cierre del tórax; previamente, toda zona pulmonar contraída debe ser reinsuflada. El método más sencillo para dejar el menor aire posible en la cavidad pleural es el siguiente: se cierra la pared torácica hasta que no queda sino una pequeña abertura. El balón es comprimido de tal modo que el pulmón insuflado quede apretado contra la pared torácica, entonces se termina de suturar.

Otra variante de este método consiste en utilizar un catéter con o sin aspiración. Se puede utilizar también una jeringa grande provista de una llave con tres vías y agujas de un diámetro de 10 a 14/100 cm para retirar el aire residual después del cierre del tórax. Estos métodos son buenos para las operaciones de corta duración que no entrañan traumatismo del tejido pulmonar (12).

El drenaje puede ser necesario cualquiera que sea el riesgo de exudación líquida o gaseosa en la cavidad pleural. Una nueva válvula de caucho de una sola vía* es utilizable en cirugía canina (ver toracentesis).

En el curso de la anestesia volátil es necesario aligerarla antes de volver a la respiración espontánea. Lo que puede hacerse dejando el CO_2 acumularse si se ha recurrido a la hiperventilación, o bien utilizando la neostigmina si el animal está todavía bajo la influencia de relajantes musculares no depolarizantes. En general los efectos de los relajantes musculares desaparecen en el momento del cierre del tórax. La respiración espontánea vuelve desde que la tasa de gas carbónico arterial aumenta. Se realiza ralentizando el ritmo de 1 a 2 por minuto levantando del circuito el recipiente de cal sodada o haciendo inhalar un aire enriquecido del 5 % de CO_2. La hiperventilación parece contribuir a potencializar la anestesia, ya que es característico ver al animal comenzar a recobrar su conciencia al mismo tiempo que recomienza la respiración espontánea.

Se debe dejar el tubo endotraqueal colocado hasta que los reflejos de deglución, de esfuerzo de escupir y de tos reaparecen. El animal debe ser mantenido con una tasa elevada de oxígeno durante la recuperación.

---

* Heimliche chest drain valve, Beckon Dickinson and Co. Canada Ltd., Clarkson, Ontario.

Con motivo de la sensibilidad de la pleura parietal, los movimientos de la caja torácica son dolorosos en período postoperatorio; también el enfermo tiene tendencia a hipoventilarse. Los analgésicos son necesarios frecuentemente durante las 12 a 16 horas siguientes a la operación. Las dosis deben ser las justamente necesarias para suprimir el dolor; las sobredosis pueden deprimir la tos y producir una hipoventilación.

Ocasionalmente las preparaciones a base de Codeína son suficientes como analgésicas, pero en general se recomiendan más potentes. Por ejemplo, la Meperidina a la dosis de 5 a 10 mg/kg o la Pentazocina a la dosis de 1'5 a 2'0 mg/kg administradas por vía i.m. o s.c. tres veces al día. Los vendajes torácicos son de gran utilidad para la supresión del dolor.

BIBLIOGRAFIA

1. Rushmer, R. F. Cardiovascular dynamics. 2nd edition. Saunders, Philadelphia, 1961.
2. Ferguson, T. B., Shadle, O. W., y Gregg, D. W. Effect of blood and saline infusion on ventricular and diastolic pressure, stroke volume and cardiac output in the open and closed chest dog. Circulat. Res. 1: 62, 1953.
3. Cawley, A. J., y Archibald, J. The use of barbiturate anesthetic agents in the repair of diaphragmatic hernia. Mod. Vet. Pract. (june), 1958.
4. Hall, L. W. How to asses anesthetic risk. Mod. Vet. Pract. 48: 41, 1967.
5. Mitchell, B. Anesthetic requirements for thoracic surgery. J. Small Anim. Pract. 9: 399, 1968.
6. Soma, L. R., y Klide, A. M. Techniques and equipment for inhalation anesthesia in small animals. J.A.V.M.A. 152: 957, 1968.
7. Lumb, W. V. Small Animal Anesthesia. Lea and Febiger. Philadelphia. 1963.
8. Draper, W. B., y Whitehead, R. W. Diffusion respiration in the dog anesthetized by Pentothal sodium. Anesth. 5: 262, 1944.
9. Soma, L. R. Circulator changes during thoracotomy and positive pressure ventilation. Sci. Proc. A.V.M.A. 136, 1963.
10. Gordon, A. S., Frye, C. W., y Lanston, H. T. The cardiorespiratory dynamics of controlled respiration in the open and closed chest. J. Thoracic Surg. 32: 431, 1956.
11. Bendixen, H. H., Hedley-Whyte, J., Chir, B., y Laver, M. B. Impaired oxygenation in surgical patients during general anesthesia with controlled ventilation. A concept of atelectasis. New Engl. J. Med. 269: 991, 1963.
12. Hall, L. W. Wright's Veterinary Anesthesia and Analgesia. 6th Ed. Bailliere, Tindall and Cassell. London. 1966.

VII. Cuidados postoperatorios en cirugía torácica

R. S. DOWNEY

La cirugía torácica reclama por parte del cirujano una atención sostenida y prolongada en razón de la condición preoperatoria del animal, de la complejidad de las técnicas y de la duración de la convalecencia. Muy poco tiempo se dedica a la preparación preoperatoria del animal, mientras que esta tarea es la más fácil de realizar. La obesidad, por ejemplo, es bien conocido que representa un peligro quirúrgico en razón de un diagnóstico más difícil, de una anestesia más delicada y de una técnica quirúrgica más complicada. El peligro de complicaciones es igualmente mayor: desarrollo de un empiema en caso de infección preoperatoria o fallo renal agudo postoperatorio si el animal ha sido privado de alimento y de bebida mucho tiempo antes de la operación.

La valoración de la condición física del animal previamente antes de la cirugía permite determinar los cuidados postoperatorios adecuados que deben comenzar desde que ha sido realizada la última sutura.

Cura de la herida

Las heridas laterales del tórax son vendadas mejor por un apósito de gasa mantenido por cintas adhesivas rodeando el tórax. Un prudente doblez dado a los labios de la herida por el cirujano asegurará una estanqueidad al aire que todavía se puede reforzar por la aplicación de tules grasos adicionados de antibióticos o no. El vendaje circular deberá estar suficientemente apretado para mantener el tórax y aliviar el dolor provocado por una respiración profunda o la tos, sin por lo tanto entorpecer los movimientos de la caja torácica. Sobre la piel afeitada en la zona de la incisión, las cintas adhesivas no deben ser aplicadas por debanamiento del rollo, sino por tiras separadas y previamente cortadas; se atenúa así el dolor debido al apósito y la irritación de la piel.

Las heridas esternales no necesitan cuidados particulares, pero un tampón de gasa prevendrá la isquemia de los bordes de la incisión si el animal prefiere el decúbito esternal.

Después de 5 a 7 días se puede levantar el apósito. Las suturas serán igualmente retiradas si se está seguro de que el animal no morderá la herida dejada al descubierto.

Drenaje de la pleura

La eliminación postoperatoria de los exudados sero-sanguinolentos puede efectuarse sobre el animal en pie por punción baja de un espacio intercostal con ayuda de una aguja trocar unida a una jeringa por una llave espita con dos vías. Una excesiva repetición puede provocar lesiones de las vísceras torácicas subyacentes. Una sola aspiración postoperatoria de aire o de líquido basta habitualmente para restaurar la presión normal intrapleural y para prevenir las dificultades respiratorias postoperatorias. En caso de pneumectomía, el drenaje postoperatorio está contraindicado, ya que se tiene interés en permitir la organización de los exudados para rellenar el vacío debido a la exéresis del pulmón. Cuando el drenaje periódico se hace necesario por un rezume vascular o linfático, el uso de la válvula de caucho de HEIMLICH se considera como interesante. Esta válvula portátil permite la eliminación del aire o de los líquidos persistentes después del cierre del tórax cuando una fuga se produce a nivel de una sutura bronquial o de la línea de incisión. Las botellas con agua de drenaje no son utilizables en el animal. Un drenaje pleural no debe nunca substituir una toracotomía conveniente en caso de empiema, hemotórax o pneumotórax traumático. Las adherencias excesivas provocadas por la organización de los exudados pueden evitarse por la administración parenteral de corticosteroides.

Alrededor de la incisión cutánea puede presentarse un enfisema subcutáneo sin gravedad. El aire situado en la parte dorsal del cuerpo puede fácilmente eliminarse puncionando las bolsas de un modo estéril con la ayuda de una aguja fina y apretándolas para permitir un completo vaciado. Una acumulación de aire excesiva o repetida impone un nuevo examen de la sutura que puede no ser hermética y una radiografía del tórax para investigar una herida pulmonar.

Hipotensión

Una hemorragia masiva, pero controlable, puede sobrevenir en una cirugía torácica o se tiene que intervenir sobre el sistema cardiovascular. Si la hemostasia y el reemplazo de la masa sanguínea han sido correctos, si la anestesia se ha realizado normalmente y, por ello, la acidosis respiratoria evitada, una falta del rellenado capilar es la indicación de una hemorragia postoperatoria y el tórax debe ser abierto nuevamente. Cuando son necesarias transfusiones masivas de sangre, se debe utilizar sangre calentada. Aunque la refrigeración sea necesaria para la conservación de los glóbulos rojos, la transfusión de sangre fría disminuye la temperatura corporal, haciendo el corazón más excitable, con posibilidades de arritmias y de paro. Un estado de acidosis puede sobrevenir si grandes cantidades de sangre A-C-D (pH 7) o de sangre conservada durante mucho tiempo son administradas rápidamente. La concentración en potasio aumenta a medida que la conservación y el exceso de citratos como anticoagulantes rebajará la calcemia provocando una tetania, convulsiones y arritmias cardiacas.

La hipotensión arterial, al reducir el flujo glomerular, puede producir una necrosis tubular aguda. Los motivos habituales del fallo renal agudo postoperatorio son la restauración inadecuada del volumen sanguíneo durante la cirugía, la administración de ciertos medicamentos (morfina, clorhidrato de meperidina) o la liberación de aminas simpatocotónicas aumentan la resistencia vascular renal. El diagnóstico rápido de una oliguria o de una anuria postoperatoria es imperioso y frecuentemente desconocido. En este caso o ante cualquier otra evidencia de hipovolemia, la administración de una solución poliiónica equilibrada prevendrá las lesiones renales irreversibles. Un testigo aceptable de la velocidad y de la cantidad de solutos a inyectar es la presión venosa central. Si la hipovolemia ha sido corregida y el riego urinario restablecido en 3 a 4 horas, las amenazas inminentes de anuria o de oliguria, es decir, las arritmias cardiacas y la intoxicación potásica podrán evitarse.

Para la formación del tejido de granulación y las síntesis necesarias para una rápida cicatrización, debe asegurarse una oxigenación adecuada con un volumen de sangre circulante conveniente. El descenso de la tensión en oxígeno y la acumulación de iones H^+ y CO_2 en la región proviene de la incapacidad de los vasos lesionados para asegurar el transporte de O_2 y de CO_2. Las necesidades nutritivas de los tejidos dañados son mayores, mientras que la circulación local es la menos apta para satisfacerlas.

Administración de soluciones

La administración parenteral postoperatoria de soluciones puede resultar necesaria durante mucho tiempo cuando la vía oral es imposible o está contraindicada. Las soluciones salinas equilibradas son preferibles. La restauración específica de algunos déficits es también indispensable, como por ejemplo los de bicarbonato en los vómitos y de potasio en los excesos de motilidad intestinal. Si se considera una administración parenteral continua, especialmente en caso de cirugía esofágica, se impone un programa determinado para mantener un volumen sanguíneo normal y asegurar un aporte en sal, potasio y glucosa con el fin de prevenir una deshidratación o un desequilibrio iónico y evitar un catabolismo proteico necesario para una neoglucogénesis. El traumatismo quirúrgico y la infección postoperatoria inician un aumento agudo del catabolismo aunque el aporte calórico esté disminuido. Las reservas del organismo en hidratos de carbono son limitadas y las principales fuentes de energía son los aminoácidos, los ácidos grasos y el glicerol. Un catabolismo proteico suplementario debe proveer los aminoácidos indispensables para la reparación tisular. WILMORE comunicó que seis perros beagle alimentados totalmente por vía venosa durante 72 a 255 días con una solución de glucosa al 30 %, aminoácidos, electrolitos, vitaminas y minerales rebasaron en aumento de peso a los animales de la misma camada alimentados por vía bucal, rivalizando con ellos en la evolución de su esqueleto y de su actividad.

Un régimen rico en proteínas y apetitoso debe instaurarse tan rápidamente como sea posible.

Problemas respiratorios

La hipoventilación inmediatamente después de la operación quirúrgica puede ser debida a los sedantes, narcóticos y agentes anestésicos que deprimen la respiración y el reflejo de la tos. Asociados a las restricciones líquidas prer operatorias y a las medicaciones anticolinérgicas, las secreciones traqueobronquiales pueden ocasionar insuficiencias de ventilación de tipo obstructivo.

Posteriormente, la hipoventilación puede estar asociada a los vendajes demasiado apretados, un dolor excesivo o a una disminución de la distensibilidad pulmonar. Una hipoventilación importante puede conducir a la acidosis, hipoxemia y al aumento de la PCO_2 arterial. El tratamiento tiende a aumentar el oxígeno alveolar y arterial por aspiración de las secreciones bronquiales y administración de oxígeno puro. La aspiración se practica más fácilmente sobre las razas braquicéfalas: si es excesiva, puede ocasionar severos broncoespasmos conducentes a la bronquitis, atelectasia, broncopneumonía, edema del pulmón y al shock. Los broncodilatadores y los corticosteroides en el aire vaporizado humedecido reemplazan la aspiración bronquial siempre y cuando la hipoventilación no sea muy inquietante.

La atelectasia, complicación frecuente de la cirugía torácica en el hombre ha sido señalada en el animal asociada con una subventilación durante la cirugía. La fiebre durante los primeros días después de la operación puede deberse a la atelectasia.

Las infecciones postoperatorias

Son las secreciones bronquiales retenidas debido al hecho de una tos ineficaz y a una respiración superficial quienes son responsables de las pneumonías consecutivas a la cirugía torácica. La parte distal del pulmón con relación al bronquio obstruido se hace atelectásica y si no se pone algún remedio se sobreañade una infección. Dos nuevas causas de infección acaban de ser descubiertas recientemente que pueden evitarse: los aparatos de anestesia y los catéteres intravenosos. Los gérmenes gram negativos prosperan en un ambiente húmedo y frecuentemente son incriminados como agentes responsables de las broncopneumonías necrosantes. El cloranfenicol, que es eficaz contra muchos de estos gérmenes, y la tetraciclina en un grado menor, deben utilizarse por vía intravenosa. La absorción de los antibióticos cuando son administrados por vía oral, es imprevisible en los individuos gravemente enfermos en período postoperatorio. La Polimixina B y la Colimycina son útiles en las infecciones por Pseudomonas, pero no pueden utilizarse mucho tiempo en razón de su nefrotoxicidad. La Penicilina y sus derivados, la Lincomycina, pueden emplearse en las broncopneumonías producidas por gérmenes gram positivos y en las infecciones de las heridas operatorias. Solamente las dosis importantes por vía intravenosa son eficaces.

Cuando son necesarias las administraciones intravenosas prolongadas, es preferible utilizar agujas epicraneanas para niños. Los catéteres inamovibles pueden provocar flebitis locales, bacteriemias, septicemias, y no deberán, por este hecho, dejárseles colocados más de 48 horas. En este caso, los antibióticos deben administrarse por vía general y aplicadas localmente sobre el sitio de la punción venosa. No se utilizará más que un solo antibiótico cada vez que sea necesario para combatir la infección; la asociación de varios puede provocar antagonismos.

VIII. El traumatismo abdominal

J. Archibald, J. Dingwall, P. M. Pennock

INTRODUCCION

El traumatismo abdominal puede ser directo o indirecto, penetrante o no. Un traumatismo directo no penetrante puede, por compresión, lesionar la pared abdominal y las vísceras.

Se habla de traumatismo indirecto cuando las lesiones de otras partes del cuerpo provocan secundariamente lesiones de las vísceras abdominales. Así, por ejemplo, un traumatismo torácico puede ocasionar una hernia diafragmática, una fractura de pelvis, una rotura de la vejiga o del intestino.

El efecto y la importancia de un traumatismo penetrante dependerán de la naturaleza del objeto contundente y de su trayectoria; una bala puede atravesar varias asas intestinales y otros órganos (fig. 1). Si la muerte no es inmediata, tales lesiones pueden ser reparadas; por el contrario, un disparo de fusil puede ocasionar destrozos virtualmente irremediables.

Los proyectiles provocan lesiones tisulares más extensas de lo que puede parecer a primera vista. El repentino y brutal traspaso de energía sobre el punto de impacto lesiona los tejidos vecinos que se necrosan posteriormente.

El traumatismo abdominal puede interesar solas o en asociación las siguientes estructuras: pared abdominal, diafragma, hígado, vesícula biliar, estómago, bazo, páncreas, riñones, uréteres, vejiga, órganos de la reproducción, intestinos y grandes vasos.

La proporción de traumatismos evidentes del abdomen aparece relativamente pequeña con relación al conjunto de los accidentes que sobrevienen a los animales de compañía. Sin embargo, un estudio sobre las incidencias del traumatismo abdominal ha revelado lesiones renales en el 20 % de los casos que fueron puestos en evidencia por laparotomía sistemática (1). Se ha podido observar en estas ocasiones lesiones cicatrizadas del bazo, riñón o del hígado, así como hematomas.

La dificultad de diagnóstico de las lesiones intraabdominales reside en el hecho de que los signos clínicos frecuentemente son no específicos y tardíos.

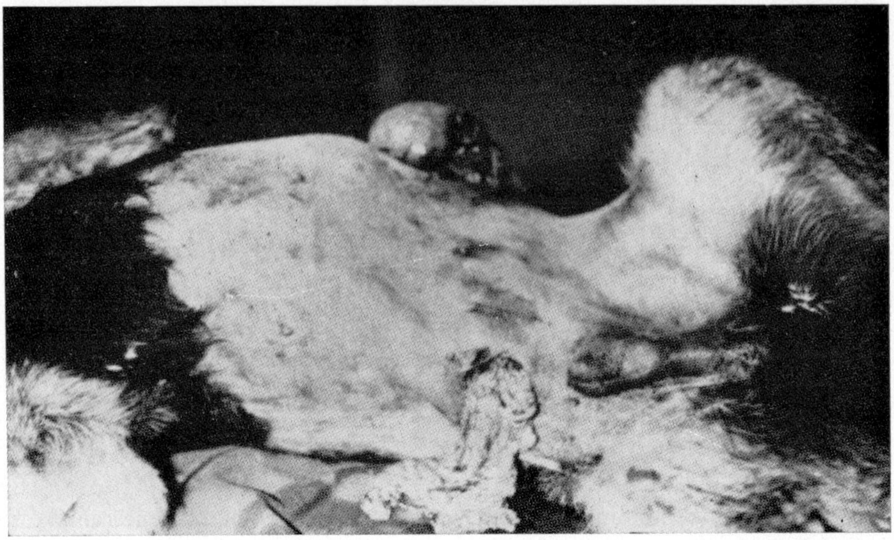

FIG. 1. *Traumatismo penetrante.*
Herida por disparo de fusil con evisceración del intestino y del epiplón.

El abdomen debe por consiguiente examinarse con cuidado sin tener en cuenta signos más evidentes, como las heridas cutáneas o las fracturas. Todo traumatizado debería ser considerado como sospechoso de traumatismo abdominal.

EXAMEN

Una anamnesis precisa y completa es esencial en todo accidente. Es importante conocer la naturaleza y la extensión del traumatismo, si es directo o indirecto, penetrante o no. Si de primera vista el abdomen no parece estar interesado, es necesario pensar en la eventualidad de un traumatismo indirecto. Un examen clínico y radiográfico cuidadoso es necesario para valorar las lesiones .La palpación debe ser suave y sistemática, lo que permite detectar las contusiones, dislaceraciones, hernias o amenazas de hernias, fracturas y existencia de líquidos peritoneales.

En caso de shock, deben tomarse medidas para tratarlo antes de todo examen.

La gravedad de un tratamiento abdominal no está siempre en relación con la importancia de las lesiones visibles o palpables.

DIAGNOSTICO RADIOLOGICO

El examen radiológico debe comportar un cliché en posición lateral y un cliché en posición dorsoventral. Es necesario examinar el abdomen en su totalidad, así como el tórax y la pelvis. Las radiografías permiten observar la hemorragia intraabdominal, la hemorragia o el hematoma perirrenal, la rotura o la trombosis de los vasos mesentéricos y la rotura del riñón, uréteres, vejiga, uretra, hígado, bazo o del útero.

La observación de los clichés permite no solamente determinar los órganos afectados, sino también decidir el intervenir quirúrgicamente o no. La presencia de líquidos en el peritoneo (hemorragia, ascitis, peritonitis, orina, quilo) produce una densidad uniforme de imagen, haciendo difícilmente identificables los diferentes órganos (fig. 2). Las zonas de densidad aumentada y localizada pueden recordar un hematoma del hígado, del bazo o del riñón. La grasa es responsable del contraste normal que existe entre los órganos; en un animal emaciado, desprovisto de grasa visceral, las radiografías pueden confundirse con las de un abdomen lleno de líquido peritoneal. El exceso de gas en los intestinos puede deberse a un problema intestinal propio o secundario a una rotura o a una oclusión de los vasos mesentéricos. Todas estas lesiones deben sospecharse cada vez que se ha podido evidenciar sangre en la cavidad abdominal a continuación de un traumatismo.

Los progresos en las técnicas de radiografía y de laboratorio han reducido las indicaciones de la laparotomía exploratoria de un modo sensible, ya que era un medio seguro de afirmar un diagnóstico y de poner en práctica inmediatamente las medidas salvadoras.

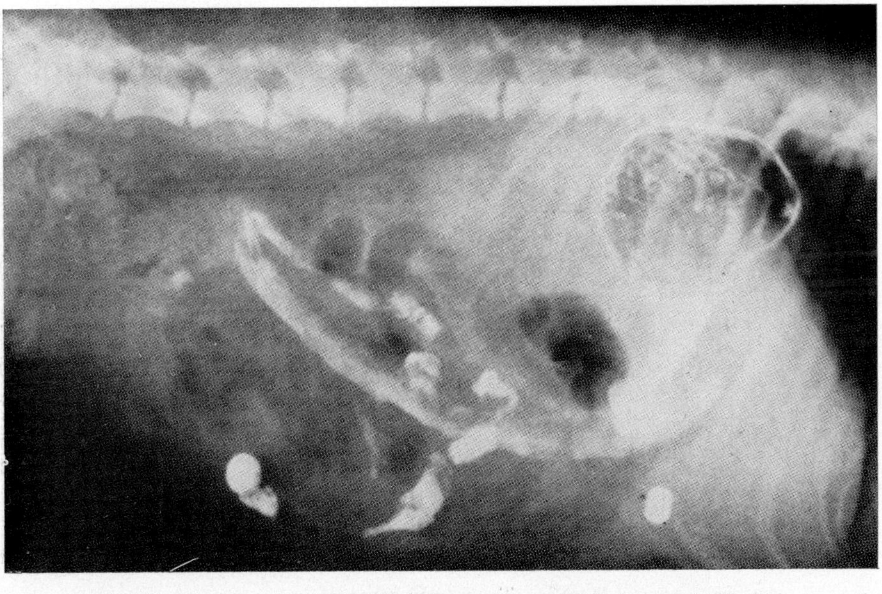

FIG. 2. *Abdomen agudo por balazo. La bala está situada en la proximidad de la vesícula biliar (parte baja a la derecha). Una substancia radio-opaca ha sido administrada para asegurarse de la integridad del tractus gastro-intestinal.*

Los animales en condición preoperatoria precaria son de hecho los que obtendrían el mayor provecho de una intervención quirúrgica exploratoria.

Todas las vísceras deben ser cuidadosamente examinadas, la sangre debe eliminarse por aspiración quirúrgica mejor que con compresa, las manipulaciones de las vísceras deben ser suaves y reducidas al mínimo para evitar el agravar un estado de shock ya existente.

A) La pared abdominal

Las contusiones resultan de un traumatismo no penetrante y ordinariamente se acompañan de equimosis o de hematomas de los tejidos blandos. Un hematoma puede confundirse con un tumor excepto si la anamnesis revela el accidente. Si el hematoma aumenta de volumen debe puncionarse y aplicar un apósito compresivo. Se administrarán agentes antibacterianos para prevenir la formación de abscesos. Las equimosis se reabsorben espontáneamente.

Toda lesión sospechosa de ser perforante debe explorarse quirúrgicamente en el más breve plazo. Es necesario evitar los sondajes que pueden transformar una banal dislaceración en una herida penetrante. Si el abdomen no ha sido perforado, la herida será arreglada, suturada y tratada al modo habitual.

Fuera de las contusiones, la lesión más común de la pared abdominal es la hernia, que resulta habitualmente de un traumatismo no penetrante y que es necesario fijarse para no dejarla escapar en el examen clínico.

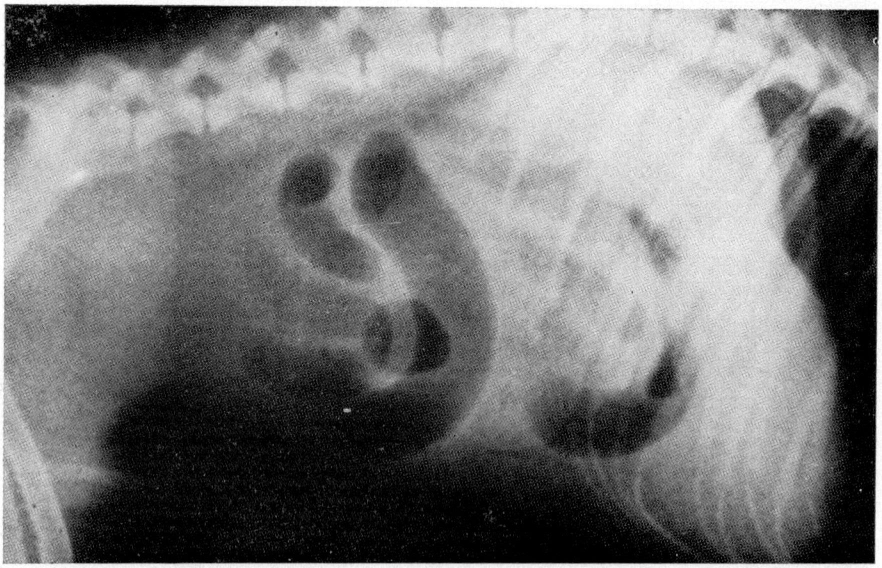

Fig. 3. *Trombosis mesentérica.*

Los signos radiográficos son los de un abdomen agudo: densidades aumentadas debido a la acumulación de líquidos y de gas en las asas intestinales distendidas.

El porcentaje de la hernia ventral es pequeño entre los traumatismos abdominales; su lugar de predilección es la base del flanco, pero los desgarros musculares de la pared pueden producirse en cualquier otra parte. Este tipo de hernia es consecutivo habitualmente a un accidente de coche o a un golpe; más raramente, puede presentarse en perros de pequeña talla o en gatos maltratados por animales de gran talla.

La palpación del abdomen se hará con cuidado, no solamente para detectar la presencia de vísceras herniadas, sino también para determinar cuáles son los músculos lesionados. La hernia puede muy bien no hacerse evidente sino dos semanas o mucho después del accidente.

El signo clínico más claro es el edema o una irregularidad del contorno abdominal, aunque un desgarro muscular incompleto no sea siempre seguido de hernia visceral. Puede resultar necesario tener que recurrir a un narcótico, un ataráxico, incluso a la anestesia, para poner en evidencia una rotura muscular o el debilitamiento de un punto de la pared.

La complicación más grave de la hernia es su estrangulamiento, estando la circulación sanguínea en los órganos herniados parcial o completamente interrumpida por el hecho de la compresión ejercida a nivel del anillo herniario (músculos, tejido cicatricial, anillo inguinal). En este caso, el animal presentará los signos clásicos de shock y circunstancialmente de obstrucción intestinal.

La corrección de la hernia implica su exposición quirúrgica, ensanchamiento si es preciso del anillo herniario, y la reposición de los órganos herniados en el abdomen. En la mayoría de los casos la pared abdominal será reconstituida por sutura de los diferentes planos musculares.

A veces, en caso de pérdida importante de sustancia o si se trata de una hernia antigua, puede resultar necesario reforzar la pared con un material de prótesis natural o sintético (fascia, piel, hilo de acero, trozo de materia plástica) (2, 3).

B) Vísceras abdominales

Después del reconocimiento de las heridas superficiales, el abdomen se palpará con suavidad para evidenciar los dolores superficiales o profundos. Durante esta palpación, es necesario evitar el "agarrar" el riñón, ya que, en caso de rotura del parénquima renal o de hemorragia perirrenal o retroperitoneal contenida por la cápsula renal o el peritoneo perirrenal, una acción brusca puede ocasionar la rotura de este saco sanguíneo y producir una hemorragia fatal.

Si se tiene serias razones para pensar que han sido lesionados los órganos internos, el enfermo debe ser inmediatamente preparado para la intervención quirúrgica. Una hemorragia intra-abdominal o una perforación visceral pueden ponerse de manifiesto por una sensibilidad abdominal anormal, una rigidez de la faja abdominal con reacciones de defensa a la palpación y algunas veces una distensión global del vientre. La hemorragia intra-abdominal está acompa-

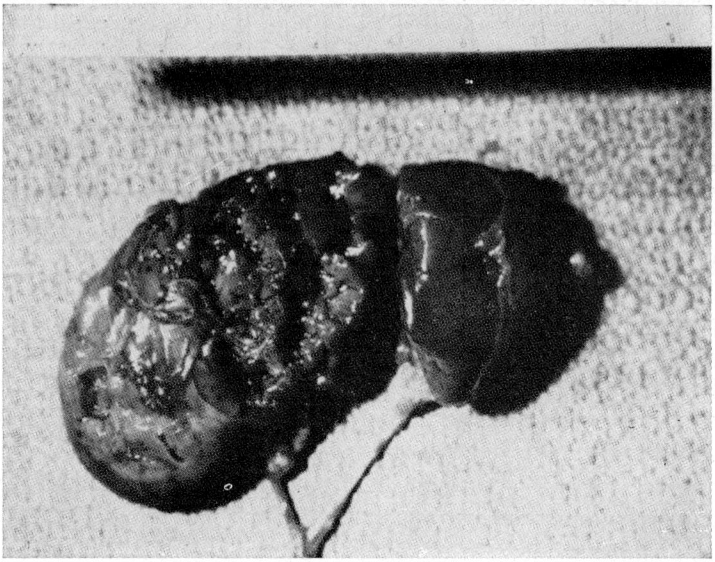

FIG. 4. *Riñón roto, extirpado quirúrgicamente después de un accidente de coche.*

ñada de un descenso de los hematíes en la fórmula sanguínea, y la peritonitis por una hiperleucocitosis neutrófila. En los dos casos un estado de shock puede manifestarse con sus signos clínicos característicos.

La peritonitis sobreviene, evidentemente, a continuación bien de una rotura visceral, bien de una infección consecutiva a una herida penetrante. Una forma particularmente grave de peritonitis que frecuentemente no es diagnosticada es la provocada por la rotura de los canales biliares, o de la vesícula biliar o del hígado (fig. 2).

C) EL RIÑÓN

Los riñones tienen una localización anatómica que los exponen a las conmociones y a las contusiones. Están más expuestos a los traumatismos directos no penetrantes, pero las lesiones graves pueden producirse cuando son comprimidos contra las apófisis transversas de las vértebras lumbares. La cápsula renal y un repliegue peritoneal les aseguran una protección que no es fácilmente lesionada. En consecuencia, el traumatismo con frecuencia fragmenta el parénquima renal (fig. 4), y si la cápsula se rompe, se produce una importante hemorragia retroperitoneal (fig. 5 a y 5 b).

Los síntomas de hemorragia renal o perirrenal son acusados, y la imposibilidad de mejorar el estado de shock a pesar de las transfusiones sanguíneas es patognomónico. Este shock puede ser debido a una masa de sangre rápida-

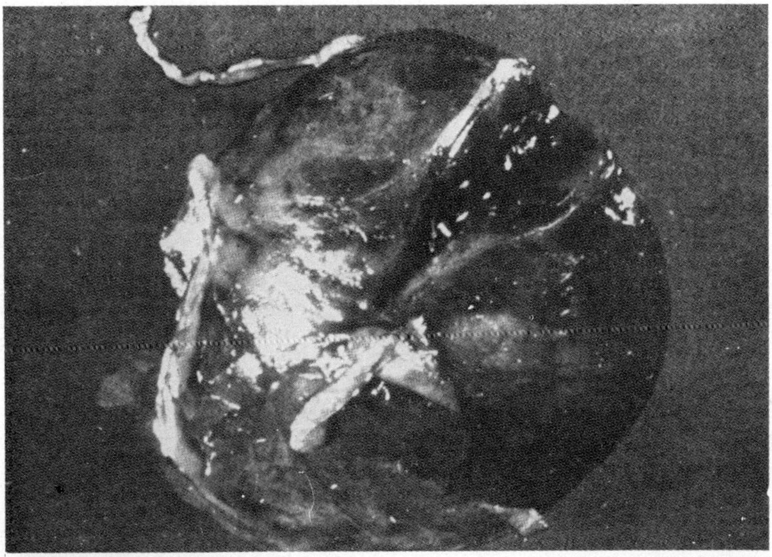

a)

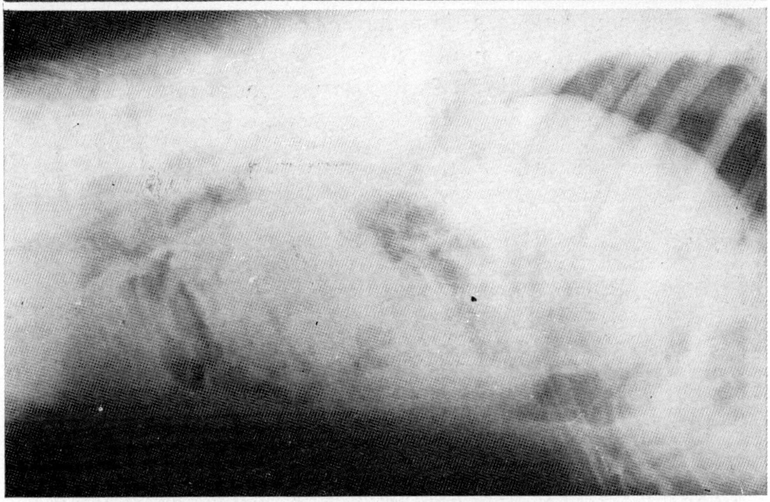

b)

FIG. 5 a. *Hematoma renal.*

La nefrectomía fue realizada dos meses después del accidente de coche. El riñón entero es no funcional. El perro presentaba signos de anorexia, letargia y adelgazamiento. Los análisis de orina se revelaron normales, lo mismo que la urea sanguínea.

FIG. 5 b. *Abdomen agudo.* Hematoma renal.

mente creciente que invade el flanco debida a una hemorragia en el tejido perirrenal. Las heridas penetrantes del riñón provocan lesiones graves a causa de la densidad del tejido renal. Las heridas por bala en particular, con frecuencia se acompañan de dislaceraciones extensas y de hemorragias. La contusión del parénquima renal es posible sin rotura de la cápsula renal; en este caso, la hemorragia es subcapsular y no provoca la muerte. Clínicamente los animales presentan un estado de shock y una hinchazón del borde lateral de la musculatura lumbar. Los animales obesos pueden tener una deformación similar, pero en este caso siempre bilateral.

Puede ser difícil de hacer el diagnóstico de hemorragia subcapsular, aunque ella se acompaña a veces de hematuria; la urografía intravenosa puede aportar la prueba. Sucede muy frecuentemente que en las contusiones renales ligeras (y ocasionalmente en las dislaceraciones parenquimatosas importantes), el trastorno orgánico no se manifiesta sino cuando el hematoma intraparenquimatoso está perfectamente formado. Los signos de ello son el deterioro de las condiciones generales del enfermo, a saber: pérdida de peso, letargia, anorexia (figura 6). En este estado la urografía intravenosa puede poner de manifiesto que el riñón no es funcional o que no lo es sino parcialmente.

A causa de la presión arterial renal, la rotura del parénquima renal no puede ignorarse, y la de la cápsula renal acompañada de hemorragia retroperitoneal representa una amenaza de muerte. Las radiografías pueden presentar una sombra renal irregular o aumentada; la hemorragia retroperitoneal o perirrenal puede presentarse bajo la forma de una masa más densa rodeando el

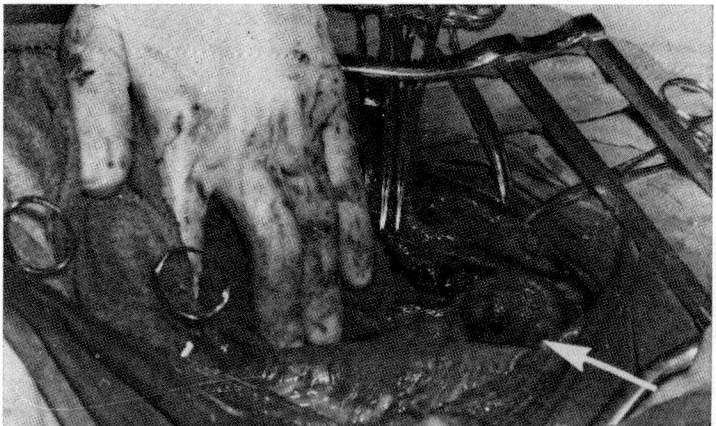

FIG. 6. *Traumatismo renal secundario a un accidente de coche (flecha). Ejemplo donde la nefrectomía parcial podía estar indicada.*

riñón. Puede de ello resultar un hematoma renal, y en caso de infección sobreañadida, un absceso perirrenal.

Un diagnóstico provisional de traumatismo renal puede basarse sobre los signos clínicos anteriormente mencionados en un animal accidentado recientemente. La hematuria o la presencia de líquido en el abdomen debe impulsar a otras investigaciones.

Si el animal no está herido muy gravemente, si responde a la terapéutica antishock instituida, la exploración quirúrgica puede alcanzar las conclusiones de los exámenes radiográficos; por el contrario, la evidencia de lesiones renales graves debe incitar a una laparotomía inmediata.

Si se está en presencia de un riñón dañado muy gravemente, la nefrectomía está indicada; si está lesionada menos de la mitad del órgano, puede considerarse la excisión de esta única zona. En caso de hemorragias subcapsulares, debe abrirse la cápsula y eliminar la sangre. La cápsula se cerrará a continuación por puntos de colchonero, dejando el parénquima renal; el "Surgical" (Johnson y Johnson) o el "Gelfoam" (Upjohn) pueden ayudar a perfeccionar la hemostasia.

En caso de hemorragia retroperitoneal importante, es necesario pinzar la arteria y la vena renales antes de proseguir la exploración. Si el riñón está gravemente dañado, se evitará una hemorragia fatal y la posible nefrectomía; si las lesiones son menos extensas, es posible una reparación, después de la cual se aflojará el pinzamiento. En todos los casos de traumatismo renal la decisión operatoria concerniente a un riñón debe estar en función del estado del otro riñón. Muy felizmente las lesiones bilaterales son raras.

Un traumatismo renal sólo o asociado a otros traumatismos puede ocasionar una insuficiencia renal generadora de uremia. Si la urea sanguínea está aumentada con anuria parcial, las perfusiones de soluciones favorecerán la diuresis antes de la aparición de insuficiencia renal irreversible. La hematuria, la melena y los vómitos son complicaciones postquirúrgicas habituales en los traumatismos del abdomen y pueden ser la manifestación de lesiones que pasaron desapercibidas o cuyo tratamiento resultó insuficiente (5).

Nefrectomía parcial

La decisión de practicar una nefrectomía parcial o total se tomará en el momento de la laparotomía exploratoria. La nefrectomía parcial está contraindicada si las lesiones interesan más del 50 % del parénquima; por el contrario, está especialmente indicada en caso de traumatismo localizado con una pequeña pérdida del parénquima y acompañado de un hematoma renal o perirrenal.

Técnica quirúrgica

La penetración del abdomen se hace por la línea blanca. El peritoneo que recubre el riñón es identificado, incindido y separado de la zona lesionada. A veces el peritoneo se encuentra desgarrado por el mismo traumatismo.

a)

c)

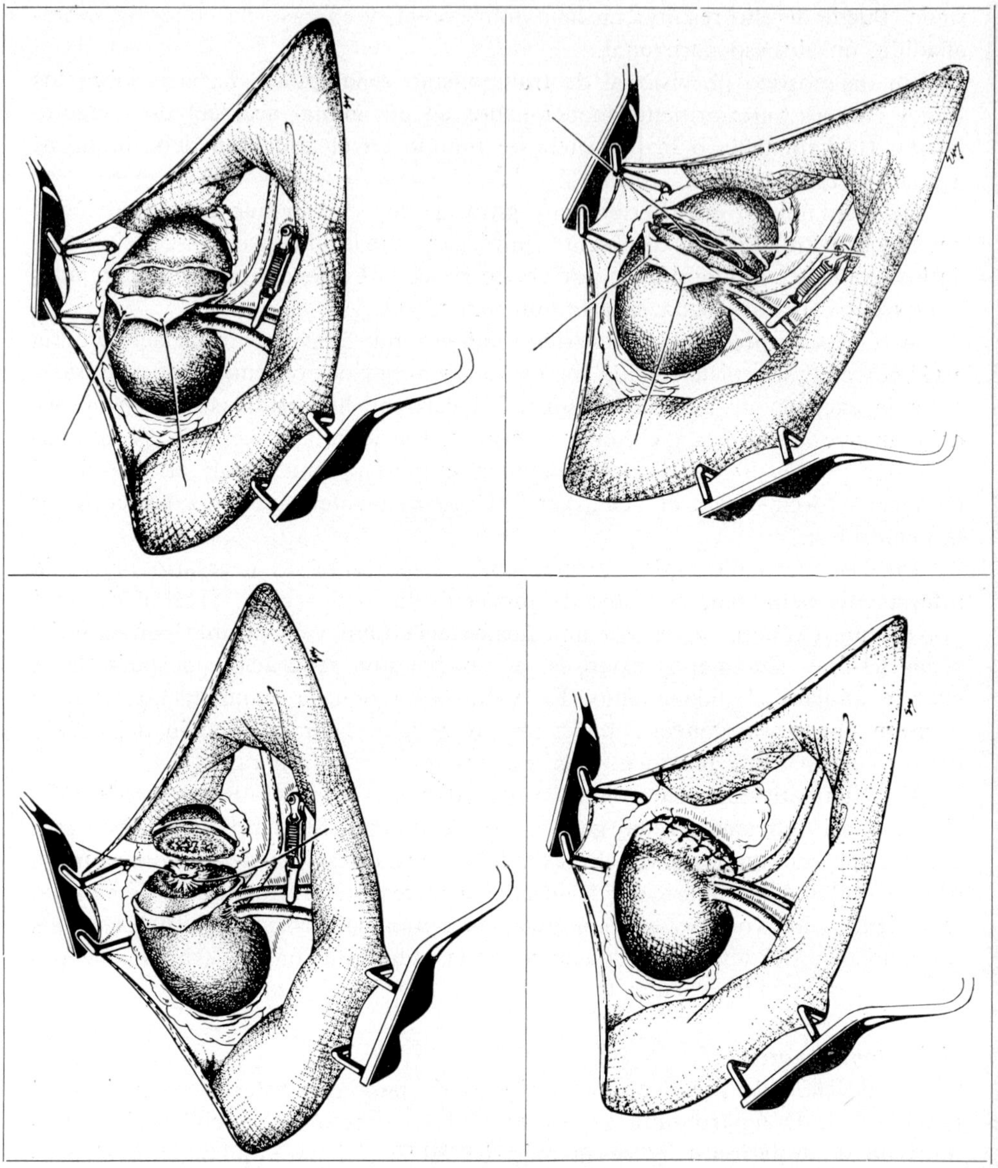

FIG. 7 a. *El riñón es puesto al descubierto por una incisión en la línea media del abdomen. La cápsula se incide toda alrededor del polo lesionado y a continuación se la reclina sobre la parte sana.*

FIG. 7 b. *Se coloca una ligadura de catgut cromado I alrededor del polo renal lesionado de modo que incluya una pequeña parte de tejido sano. A continuación se aprieta lentamente de modo que pase a través del parénquima.*

FIG. 7 c. *Cuando el parénquima es atravesado, la ligadura se cierra y se reseca la parte lesionada.*

FIG. 7 d. *La cápsula es colocada sobre el muñón y se sutura con catgut cromado 5-0.*

(Dibujos de J. ARCHIBALD, R. W. PUTMAN y G. SUMNER-SMITH. J. Small Anim. Pract.)

Cuando el riñón ha sido separado de los tejidos vecinos, los vasos renales se pinzan. Inmediatamente se incide la cápsula sobre todo el alrededor del polo renal y a continuación se la despega del parénquima subyacente (fig. 7 a). Se coloca una ligadura de catgut cromado en la base del polo renal interesado asegurándose que la ligadura se encuentra en zona sana englobando la totalidad de las lesiones (fig. 7 b); inmediatamente se aprieta progresivamente, atravesando el parénquima hasta un grado razonable y la parte lesionada se secciona entonces justamente por delante (fig. 7 c). Se coloca una segunda ligadura por fuera de la primera y se afloja el pinzamiento vascular para comprobar los puntos de hemorragia.

Si la pelvis renal ha sido incindida, se cerrará con catgut 5-0. Se coloca entonces la cápsula sobre la superficie de sección y se la sutura con puntos separados con catgut 5-0 igualmente (fig. 7 d).

Por último se practica una nefropexia por fijación del riñón a la onceava o duodécima costilla (6).

D) El uréter

La rotura o arrancamiento del uréter están frecuentemente asociados al traumatismo renal y por este hecho deben siempre sospecharse en caso de lesión renal. La manifestación de signos clínicos es con frecuencia tardía y el enfermo puede recuperarse parcialmente antes de que se hagan evidentes las lesiones de los uréteres. Los síntomas dominantes son: sensibilidad de la región lumbar, letargia, vómitos, fiebre. Los signos funcionales faltan generalmente. Una hemorragia renal y del uréter puede ocasionar la formación de un hematoma radiográficamente visible. Si el riñón permanece funcional, la urografía intravenosa revelará líquido de contraste en los tejidos perirrenales (fig. 8), mientras que la parte distal del uréter no se opacifica nunca.

La peritonitis puede sobrevenir por el paso al abdomen de orina infectada. El diagnóstico descansará sobre la anamnesis, los signos clínicos y las evidencias radiográficas. Los exámenes de orina y de sangre no revelarán ninguna anomalía.

Los animales con rotura del uréter dan siempre la impresión de estar gravemente enfermos, con una condición física deteriorándose velozmente. Un diagnóstico preciso no será posible sino después de una laparotomía. Si el uréter ha sido arrancado a nivel del hilio renal, la sutura de los extremos es difícil, incluso imposible. Si el extremo proximal tiene una longitud suficiente puede intentarse una anastomosis, según el método clásico de triangulación utilizado en cirugía vascular. Se puede igualmente utilizar un tubo de polietileno de diámetro conveniente como soporte para facilitar la sutura. El tubo se inserta en el uréter a nivel de la lesión y se desliza hacia delante hasta la pelvis renal y por detrás hasta la vejiga. Los extremos de los uréteres se suturan a continuación por puntos separados con catgut 6-0, y el tubo de polietileno retirado por una pequeña incisión practicada en la vejiga.

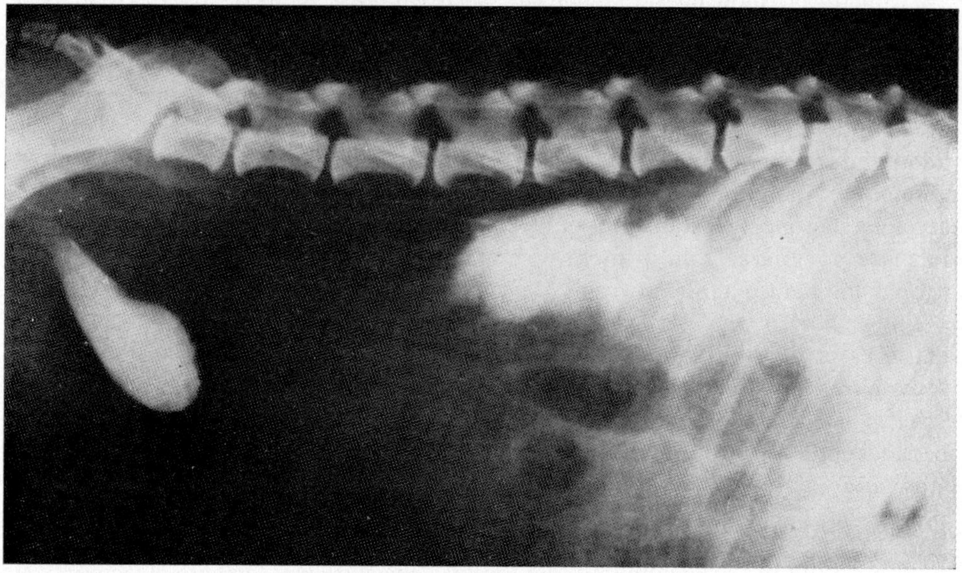

FIG. 8. *Rotura del uréter.*

El líquido de contraste ha invadido el espacio perirrenal. La vejiga es opacificada gracias a la permeabilidad del uréter no lesionado.

El procedimiento más rápido y frecuentemente más satisfactorio es el practicar una nefrectomía.

E) LA VEJIGA

El traumatismo más habitual es la simple contusión acompañada de espasmo y de hematuria. La terapéutica es de ordinario conservadora y consiste en la administración de antibacterianos y antisépticos urinarios.

La rotura de la vejiga puede ser el resultado de un traumatismo penetrante o no en el abdomen. La cistografía de contraste representa un diagnóstico cómodo. Puede sospecharse la rotura cada vez que los contornos vesicales no son evidentes sobre un cliché radiográfico normal. Las lesiones vesicales pueden igualmente deberse a los traumatismos pelvianos o a las obstrucciones uretrales. Una fractura de pelvis puede ocasionar la rotura de la vejiga bien por compresión, bien por penetración de una esquirla ósea. Se asistirá más a una oliguria y una hematuria que a una anuria, excepto si el cuello de la vejiga ha sido roto completamente o el uréter está ocluido totalmente.

La rotura de la vejiga secundariamente a una oclusión uretral es sin duda más frecuente en el gato que en el perro y puede sobrevenir con motivo de una exploración del abdomen por palpación.

Cualquiera que sea la causa de la rotura, la técnica quirúrgica de reparación es la misma. Después de la laparotomía, las vísceras abdominales son aisladas en un campo para permitir la exposición de la vejiga. Las lesiones son arregladas si es necesario y la vejiga se sutura con un sobrehilado con catgut de la mucosa seguido de una sutura invertida (Lembert o Cushing) de los planos muscular y seroso. Antes del cierre del abdomen, la cavidad peritoneal será ampliamente enjuagada con suero fisiológico (5).

F) El uréter

Las lesiones del uréter pueden ser debidas a fracturas de pelvis, mordeduras, disparos de arma de fuego, litiasis, cateterización defectuosa o por introducción de instrumentos que dislaceran el conducto.

Los pequeños desgarros pueden señalarse por la hematuria, oliguria o de anuria, mientras que las lesiones más extensas y con mayor razón la rotura total del uréter producirán el paso de sangre y de orina a los tejidos adyacentes. De ello puede resultar necrosis cutáneas, principalmente en la región perineal. En algunos casos la orina puede infiltrarse en el abdomen y provocar una peritonitis.

Los pequeños desgarros son de diagnóstico difícil, ya que pueden confundirse con otros trastornos del tractus urinario inferior, como los cálculos por ejemplo. El diagnóstico de lesiones extensas, por el contrario, es evidente y se desprende de los signos clínicos y del hecho de que es difícil, incluso imposible, de pasar un catéter a la vejiga, que además aparece radiológicamente intacta.

Los desgarros extensos deben tratarse quirúrgicamente para salvar la vida del animal. Si las lesiones están bastante bajas en la región perineal, sera posible practicar una uretrostomía según el procedimiento habitual. Si las lesiones son más altas (en la cavidad pelviana), o si la reparación o la reconstrucción de la uretra parece necesaria o deseable, debe descubrirse la uretra pelviana por el método quirúrgico llamado sinfisiotomía (5).

Técnica quirúrgica

Bajo anestesia general, el animal se coloca en decúbito dorsal, se incide el abdomen sobre la línea media desde el ombligo hasta la vulva en la hembra, y hasta el escroto en el macho, con el fin de descubrir la sínfisis pubiana (figura 9 a). Los músculos adductores son desprendidos de su inserción sinfisaria con la ayuda de un elevador en el periostio y la sínfisis es abierta bien con una tijera para huesos o con una sierra oscilante. En los animales jóvenes un simple bisturí puede ser suficiente. El pubis se mantiene abierto con los separadores para descubrir el cuello vesical y la uretra pelviana en toda su longitud (fig. 9 b). Este acceso permite la separación quirúrgica de casi todas las lesiones uretrales debidas a traumatismos.

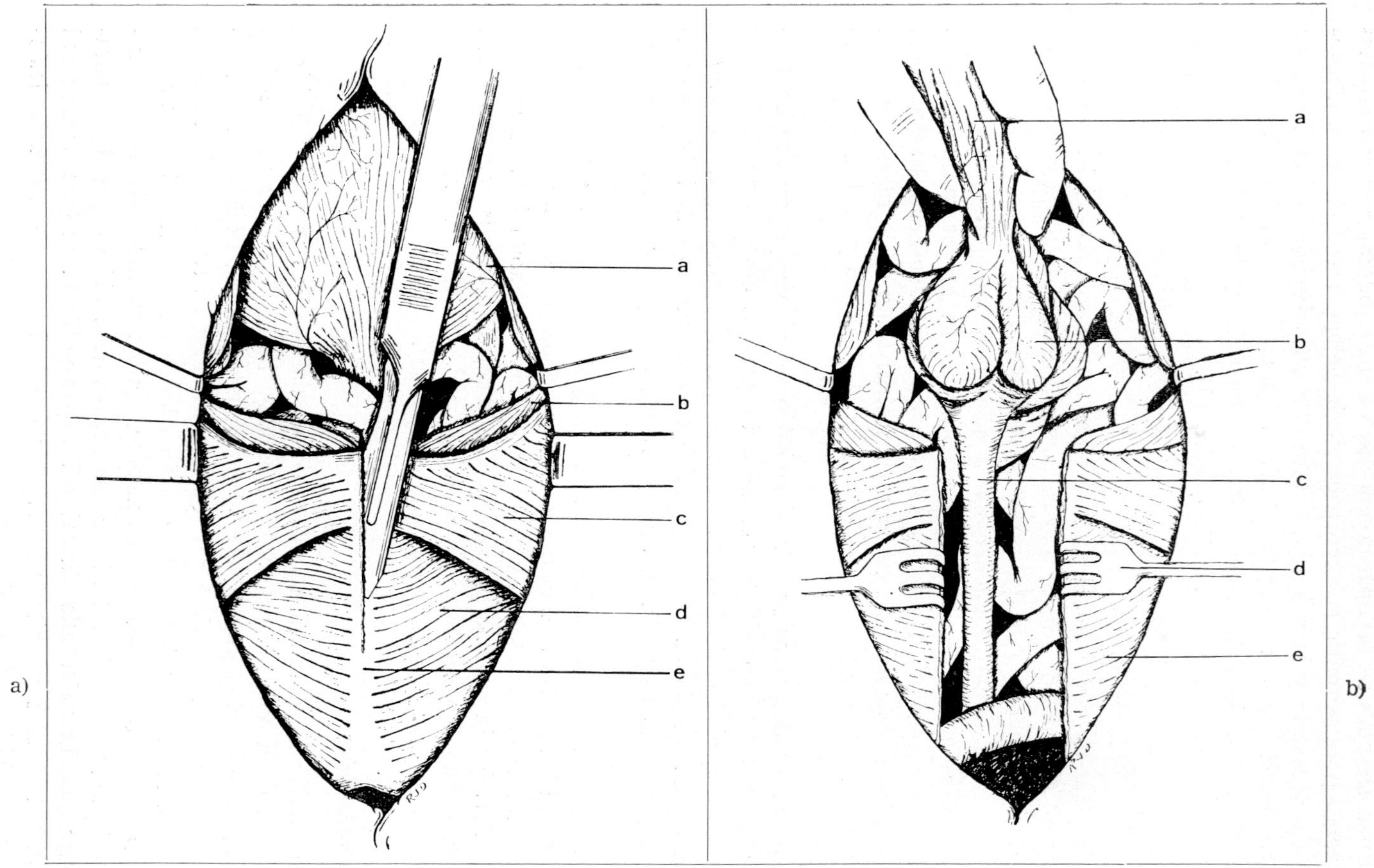

FIG. 9 a y 9 b

9 a: a) Vejiga; b) Gran recto del abdomen; c) Adductor; d) Obturador externo; e) Sínfisis pubiana.
9 b: a) Vejiga; b) Próstata; c) Uréter; d) Separador; e) Obturador externo.

Puede colocarse un catéter en la porción distal de la uretra hasta la parte proximal de la vejiga; la sutura de los extremos se facilitará con ello y el mantener colocado el catéter prevendrá la formación de estenosis cicatriciales.

La pelvis se cierra pasando hilos metálicos a través de orificios que habían sido trazados en la pared ósea antes de su apertura. La fijación es estable y la marcha posible poco después del despertar de la anestesia.

G) El hígado

El hígado, con motivo de su tamaño, situación y de su rica vascularización está expuesto a los traumatismos. Por estar ampliamente protegido por el esqueleto, se encuentra al abrigo de los traumatismos locales, pero particularmente predispuesto a las conmociones que pueden ocasionar hemorragias mortales. Las compresiones pueden sobrevenir a nivel de las costillas, cuya elasticidad, sobre todo en el animal joven, puede prevenir de repercusiones molestas sobre el hígado, cuya densidad tisular, por el contrario, aumentará los efectos de la compresión. En este caso, la cápsula hepática se desgarra y el parénquima estalla (fig. 10).

Al principio, las contusiones hepáticas pueden ser asintomáticas si la pérdida de sangre es mínima. Una compresión costal con fractura y desplazamiento de los extremos provoca circunstancialmente una herida penetrante del hígado que no será sino de gravedad moderada, excepto si la acción del elemento mortificante es extensa o se prolonga. Los peligros esenciales de los traumatismos hepáticos son la hemorragia, el shock y la fístula biliar. Aunque de origen venoso, la pérdida de sangre es considerable en la mayoría de los casos y puede ser fatal en el espacio de 30 a 60 minutos. Más allá de una hora no es posible la supervivencia sino gracias a una intervención quirúrgica rápida o si las lesiones vasculares son moderadas. Un traumatismo fuerte puede ocasionar un desgarro de la vena cava; en este caso, la muerte es casi instantánea.

Las heridas penetrantes del hígado son producidas por pequeños objetos, como las balas, y son tanto más graves cuanto que los vasos interesados son más importantes. Una simple penetración del parénquima ocasiona lesiones relativamente localizadas y una hemorragia poco importante, con una sola excepción: los proyectiles penetrantes con gran velocidad. Las heridas poco penetrantes pueden a largo plazo evolucionar por abscedación.

Los traumatismos hepáticos eran tratados en otro tiempo por:

1. limpieza de la herida y sutura del parénquima por puntos de colchonero con catgut 2-0. Las substancias hemostáticas, como el Surgical o el Gelfoam, pueden aplicarse sobre la superficie cruenta y fijarlas con un fragmento de epiplón y unos puntos de colchonero para reforzar la hemostasia;

2. oposición sencilla de las superficies tisulares con ayuda de puntos de colchonero solamente. Esta técnica es de ordinario suficiente para detener la hemorragia;

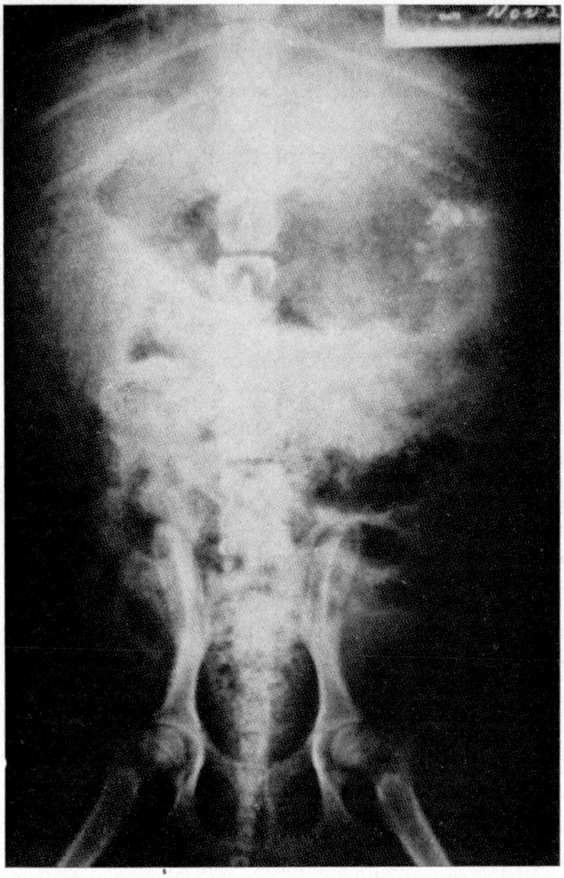

FIG. 10. *Abdomen agudo.*
Rotura de un lóbulo hepático con hemorragia y ascitis.

3. resección de un lóbulo entero basada en el hecho de una reserva del tejido hepático y con el fin de prevenir más eficazmente las hemorragias o las fístulas biliares.

Cada una de estas técnicas tiene sus inconvenientes. Una disección con bisturí provoca una hemorragia abundante y los vasos que han sido seccionados se retraen al interior del parénquima, haciendo imposible el pinzamiento. Un cierto control de las hemorragias asociadas a estas diferentes técnicas puede efectuarse por el pinzamiento temporal (no debe exceder de 10 minutos) del ligamento hepatoduodenal.

Hemorragias y fístula biliar pueden evitarse utilizando el procedimiento de "fractura por dedo".

Hepatectomía parcial (Técnica quirúrgica)

El hígado se pone muy fácilmente al descubierto mediante una incisión en la línea media desde el apéndice xifoides hasta aproximadamente 10 cm por detrás del ombligo. Si existe una evidencia radiográfica u otra de que la lesión no será accesible por esta forma de entrada, se puede utilizar la vía paracostal o la transtoraco-diafragmática (3).

Cuando el hígado está al descubierto, la parte a eliminar se toma con una mano, mientras que la otra comprime el parénquima hepático entre los dedos pulgar e índice (fig. 11 a). La cápsula hepática no hay necesidad de incindirla previamente, ya que es fácilmente atravesada en el curso de la "fractura por dedo".

Una vez roto el tejido hepático, la diferencia de resistencia entre el parénquima hepático y los conductos intrahepáticos y los vasos resulta evidente, haciéndose así su identificación fácil. El tejido hepático es separado cuidadosamente de los canales biliares y los vasos que son pinzados, ligados y seccionados (fig. 11 b).

Después de la exéresis de la zona lesionada, la parte proximal debe ser arreglada con cuidado, ya que la necrosis isquémica del tejido hepático es nociva para la salud del animal.

H) Vesícula y canales biliares

Cuando el tejido hepático es lesionado por un traumatismo, las vías biliares se abren y la bilis se derrama en la cavidad peritoneal. Habitualmente la importancia de ello es mínima, ya que las fístulas tienen naturalmente tendencia a cerrarse rápidamente. Sin embargo, en caso de rotura de la vesícula o de un canal importante, las consecuencias pueden ser muy graves y conducir rápidamente a la muerte. Si la peritonitis queda localizada, se forman adherencias viscerales.

Los primeros signos de rotura de la vesícula o de un canal biliar son: vómitos, ictericia y rigidez de la faja abdominal. La anamnesis de un traumatismo

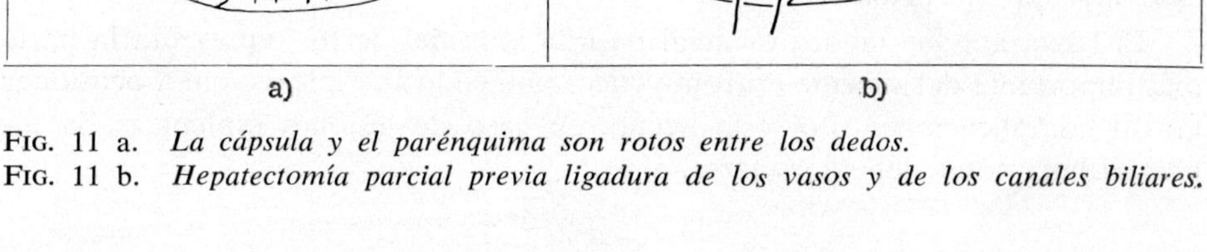

a) b)

FIG. 11 a. *La cápsula y el parénquima son rotos entre los dedos.*
FIG. 11 b. *Hepatectomía parcial previa ligadura de los vasos y de los canales biliares.*

asociado con ictericia permite sugerir tales lesiones, y la paracentesis puede revelar la presencia de bilis en la cavidad peritoneal. Ordinariamente no hay presente más que una pequeña cantidad de bilis y también es adherente a las paredes de las vísceras abdominales. El descubrimiento de bilis o de pequeñas cantidades de sangre se facilita por la inyección de suero fisiológico en la cavidad peritoneal. En el momento en que la aguja atraviesa el peritoneo, el líquido es impulsado, el cual, empujando las vísceras, evita el pincharlas. Incluso con este procedimiento no es siempre posible poner la bilis de manifiesto. Es necesario una laparotomía exploratoria para establecer la naturaleza y la extensión de las lesiones (9, 10).

Un pequeño desgarro de la vesícula puede repararse fácilmente mediante unos puntos separados de catgut cromado 4-0. Si la vesícula está dislacerada gravemente o si el canal colédoco está roto o desgarrado, la colecistotomía debe practicarse.

Técnica quirúrgica

La vesícula se pone al descubierto mediante una incisión en la línea media abdominal. El peritoneo visceral se incide y la vesícula liberada por una disección prudente hasta el colédoco. Dos pinzas de forcipresión se aplican sobre el canal, que se secciona entre las dos e inmediatamente se liga.

I) El bazo

A causa de su posición sobre el lado izquierdo de la pared abdominal por detrás de las costillas, el bazo está expuesto a los traumatismos que pueden por consiguiente serle transmitidos directamente. La cápsula puede desgarrarse, especialmente si el bazo está hipertrofiado (fig. 12). Aunque el bazo sea relativamente móvil, sus movimientos están limitados por su inserción sobre la gran curvatura del estómago y por la masa intestinal. Puede producirse una rotura del parénquima sin estallido de la cápsula y una hemorragia subcapsular o una fibrosis, que son frecuentes hallazgos de autopsia. El estallido verdadero del bazo es relativamente raro. Las heridas penetrantes del bazo producen muy frecuentemente lesiones localizadas y mínimas, excepto cuando la arteria esplénica o un vaso importante están afectados.

La rotura de la arteria esplénica es rara y es la única causa de muerte, siendo acompañada, muy frecuentemente, de otras lesiones graves. La sospecha clínica de una lesión del bazo es motivada habitualmente por la hemorragia intra-abdominal; frecuentemente las lesiones hepáticas la acompañan, siendo el caso inverso excepcional.

El bazo, aunque no sea esencial para la vida del perro, representa la parte más importante del sistema eritropoyético, pudiendo la esplenectomía ocasionar graves complicaciones. Por este hecho, en caso de lesiones esplénicas, la esplenectomía total deberá evitarse.

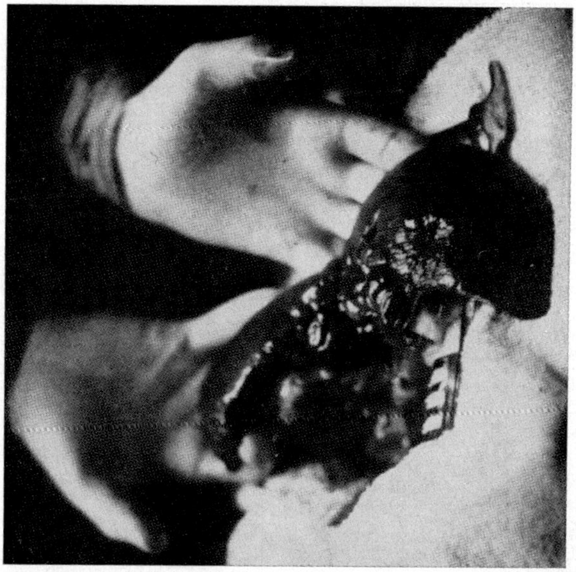

FIG. 12. *Aplastamiento del bazo con rotura de la cápsula.*

Esplenectomía parcial

El bazo se pone al descubierto mediante una laparotomía habitual, y los vasos de la parte a amputar son ligados y seccionados (fig. 13 a). La línea de sección es señalada y la pulpa esplénica separada por acción digital con los dedos pulgar e índice (fig. 13 b). Cuando la mayor parte de la pulpa ha sido separada así, se coloca una pinza de Doyen en este punto cruzando el bazo (fig. 13 c). Otras dos pinzas se colocan a uno y otro lado de la primera (figura 13 d), que entonces se levanta (fig. 13 e), dejando entre las dos pinzas restantes una zona esplénica aplastada que se cortará a lo largo de la pinza distal. Se puede así suturar fácilmente la cápsula del girón esplénico emergente de la pinza proximal (fig. 13 f), que finalmente es retirada. Se comprueba la hemostasia del muñón. La cicatrización ordinariamente no tiene complicaciones (figura 14) (11).

J) EL PÁNCREAS

El traumatismo no penetrante del páncreas es raro a causa de la movilidad y de la protección de todos los lados de este órgano. La mayor parte de las lesiones pancreáticas se deben a los traumatismos penetrantes o iatrógenos. Un traumatismo de la región epigástrica puede, si es severo, provocar un aplastamiento del páncreas contra la columna vertebral. De ello resultará una hemorragia, la liberación en la cavidad abdominal de los enzimas digestivos, síntoa)

c)

e)

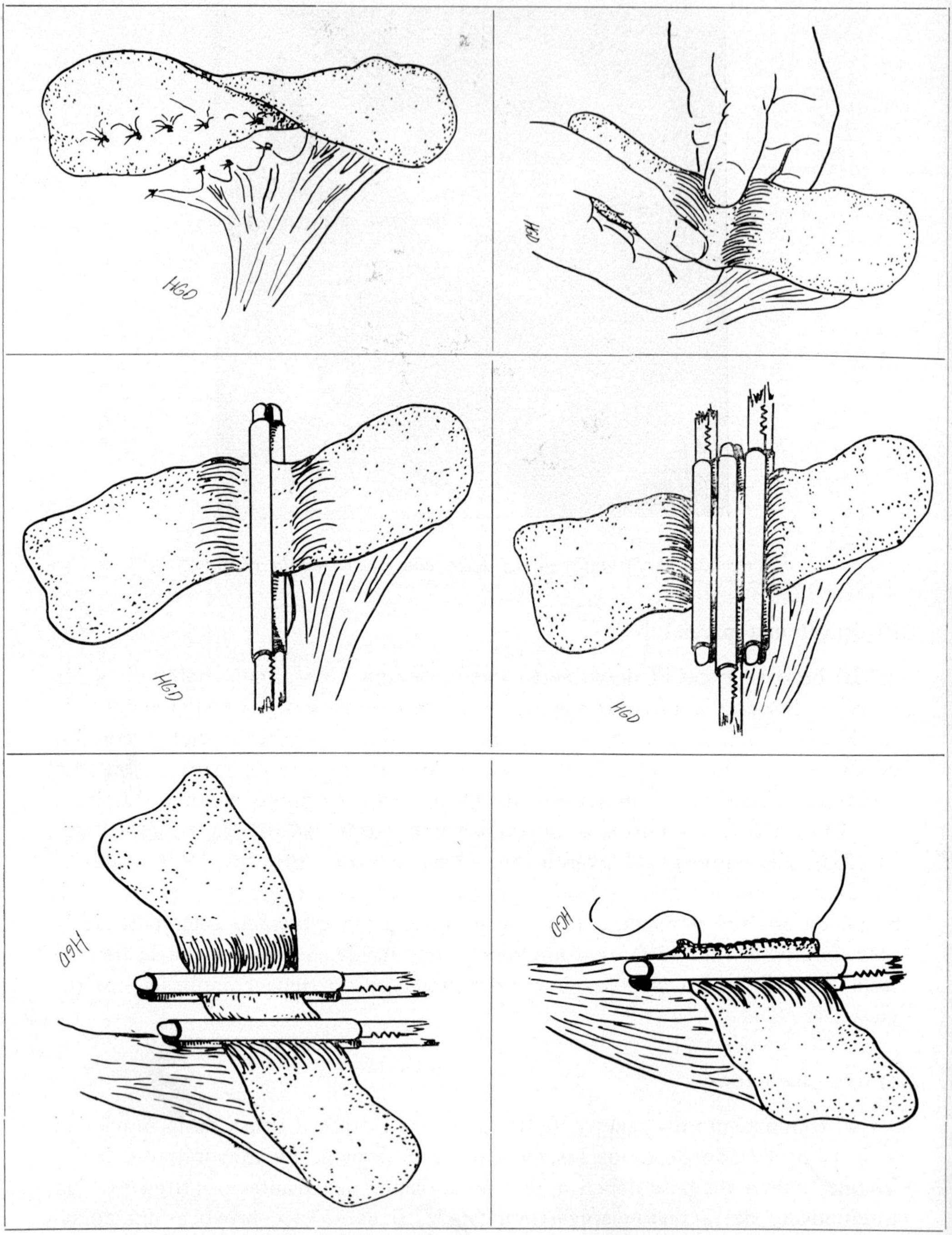

FIG. 13. *Técnica de la esplenectomía parcial* (según H. G. DOWNIE).

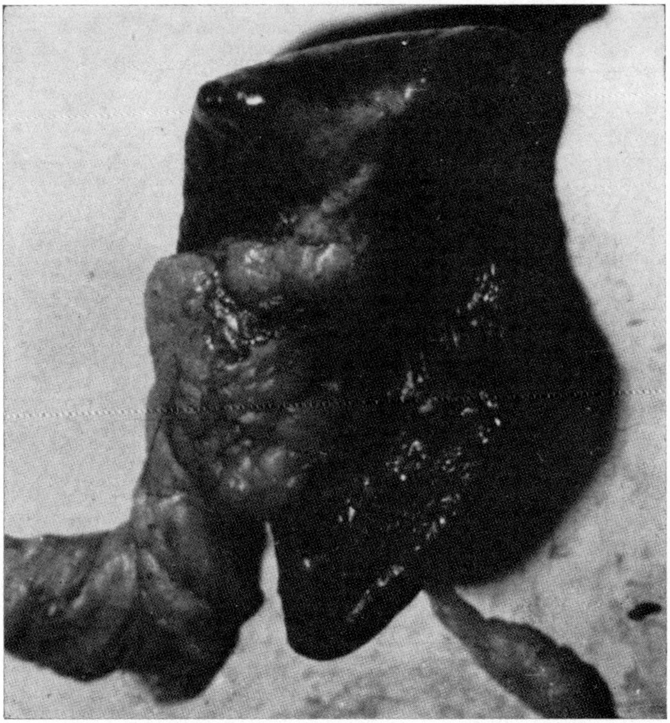

FIG. 14. *Esplenectomía parcial dos meses después de la operación.*

mas de shock, una peritonitis y una pancreatitis aguda. Los enzimas digestivos lesionan gravemente los tejidos próximos, y, en presencia de anaerobios (Clostridium Welchii) provocan una toxemia rápidamente mortal.

La cirugía exploratoria está indicada cuando un traumatismo pancreático se ha diagnosticado o sospechado. La pancreatectomía total puede realizarse en el perro, pero implica una terapéutica substitutiva permanente, motivo por el cual la pancreatectomía parcial representa una mejor solución.

Pancreatectomía parcial

Técnica quirúrgica

Esta técnica impone una disección prudente y suave de los lóbulos pancreáticos y la identificación del canal intralobular (fig. 15 b) por delante del punto de sección (fig. 16).

La arteria pancreaticoduodenal irriga el duodeno y el páncreas (fig. 15 b). Si la vascularización duodenal se interrumpe debido a lesiones vasculares, el asa duodenal deberá ser resecada.

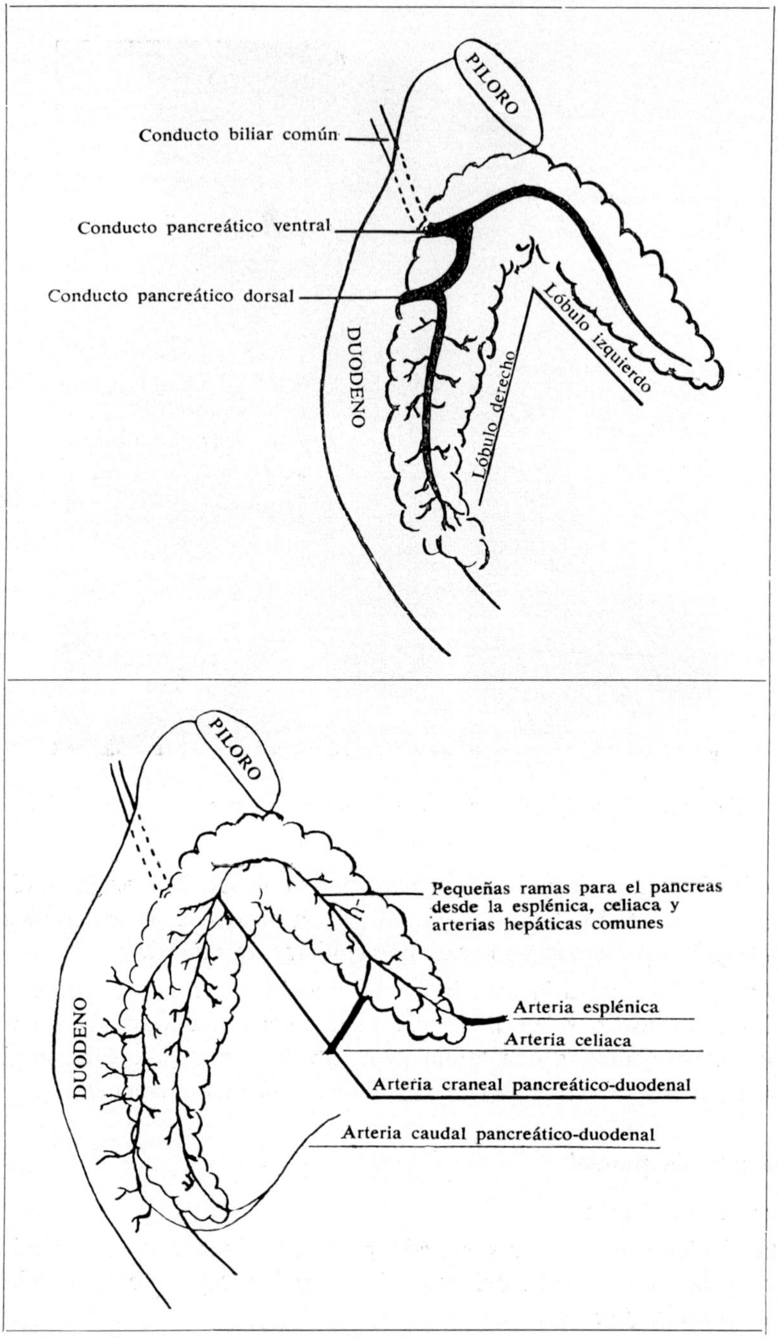

a)

b)

FIG. 15 a. *Sistema excretor del páncreas del perro.*
FIG. 15 b. *Sistema arterial del páncreas del perro.*

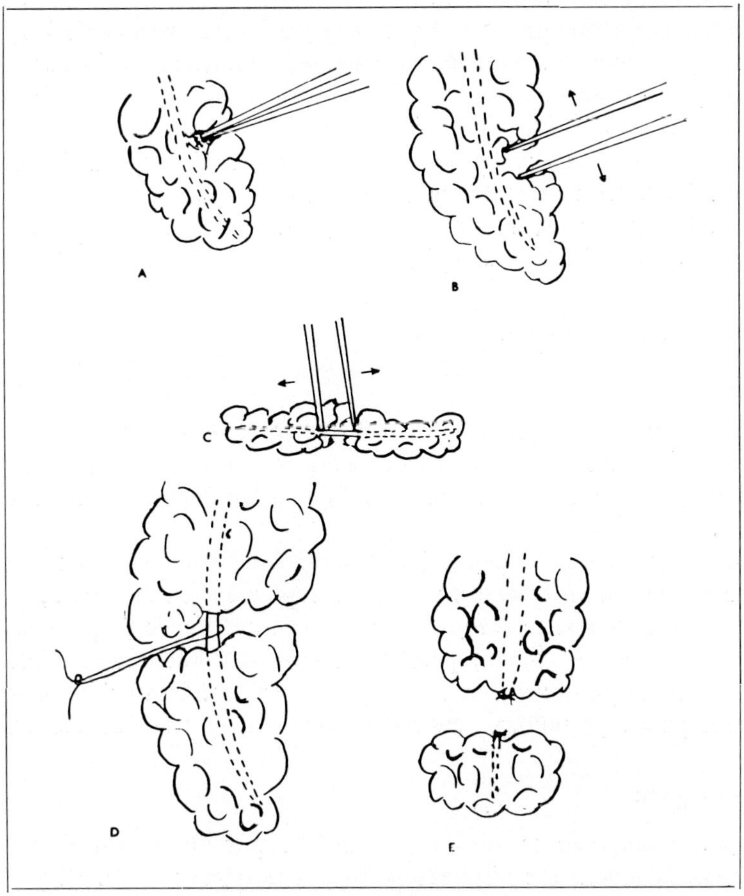

FIG. 16. *Pancreatectomía parcial.*

El sitio de elección de la resección pancreática es señalado y la serosa, sujetada por pinzas finas, cortada y separada a una y otra parte del parénquima subyacente, del que los lóbulos son aislados delicadamente por una disección prudente con la pinza de forcipresión (fig. 16 a y b). Este trabajo se efectúa desde los dos lados del páncreas para permitir identificar el canal pancreático que se sitúa aproximadamente en el centro del lóbulo (fig. 16 c).

El canal pancreático tiene un aspecto blanquecino, y un diámetro aproximado de 1 mm; su estructura relativamente sólida permite, a falta de identificación visual, señalarlo por separación con la pinza de los tejidos vecinos. Cuando ha sido identificado, se liga con seda 2-0 (fig. 16 d), contra la parte proximal del lóbulo y se secciona por delante de la ligadura (fig. 16 e).

Si la parte del páncreas a extirpar está estrechamente enlazada con el duodeno y comparte la vascularización, el tejido pancreático deberá entonces ser despegado con precaución del duodeno y de los vasos sanguíneos. Lo mejor para hacerlo es utilizar una compresa seca y hacer cada una de las caras del páncreas separadamente. Pueden presentarse hemorragias mínimas que serán contenidas por simple presión, estando contraindicado el pinzado de los vasos por las razones que acabamos de citar.

Cuando la porción es liberada del duodeno, se la separa del mesenterio y se corta. La brecha mesentérica se sutura con unos puntos de material reabsorbible. La serosa es, si fuera posible, suturada sobre el muñón que, en su defecto se recubrirá por el epiplón.

K) El tractus digestivo

Estómago

No hay sino heridas penetrantes o no de una particularidad gravedad que puedan interesar el estómago que está protegido por todos los lados, excepto ventralmente, donde descansa sobre la faja abdominal cuando se encuentra distendido.

El estómago puede romperse si el traumatismo sobreviene en el momento en que se encuentra en estado de excesiva repleción; en este caso, el traumatismo es tal que la muerte sobreviene rápidamente. Puede llegar con las heridas penetrantes del estómago, pero los daños se limitan generalmente a la contaminación del peritoneo por el contenido gástrico. La torsión del estómago, por último, puede presentarse en asociación con un traumatismo abdominal.

Intestino delgado

Aunquc el duodeno es afectado raramente por un traumatismo no penetrante, circunstancialmente sí puede serlo por uno penetrante. El yeyuno y el íleon lo son con más frecuencia. El estasis intestinal (ileus) provocado por una conmoción no es raro; igualmente puede sobrevenir después de una intervención quirúrgica o consecutivamente a un estado de shock.

La consecuencia más dramática de un traumatismo intestinal es la trombosis de uno o varios vasos mesentéricos (fig. 3). Los vasos importantes raramente están trombosados, pero sus ramificaciones lo son con frecuencia a continuación de un traumatismo. En función de la importancia y de la distribución de los vasos interesados, una parte más o menos grande del intestino estará desvascularizado y posteriormente será el asiento de un estasis y de una gangrena. Las radiografías pondrán en evidencia el acúmulo de líquidos y de gas en relación con la obstrucción del intestino. Estas modificaciones y los demás signos clínicos pueden no aparecer sino después de algunas horas del traumatismo y, por este hecho, no hacerse evidentes en el primer reconocimiento.

Las heridas penetrantes del abdomen interesan comúnmente al intestino delgado a causa de su volumen. Con frecuencia las asas están perforadas en varios sitios, y también otros órganos están afectados simultáneamente. Las hemorragias son raras, pero la peritonitis es habitual.

Intestino grueso

Los traumatismos abdominales no penetrantes no lesionan sino raramente el intestino grueso, excepto cuando son particularmente violentos. Las heridas penetrantes del colon son igualmente raras. La compresión del colon llega ocasionalmente con fibrosis y signos de obstrucción o de oclusión como consecuencias.

Los alcances del tractus intestinal son tratados del mismo modo, cualquiera que sea su situación. El peritoneo deberá limpiarse por completo después de la sutura o resección de las lesiones en las heridas penetrantes. En caso de trombosis de un vaso mesentérico, la parte correspondiente del intestino se resecará ,teniendo el cuidado de eliminar por completo todas las partes sospechosas; vale más quitar demasiado que bastante. Los cuidados postoperatorios comprenderán las terapéuticas antibacterianas y un régimen apropiado.

A pesar de la rapidez del tratamiento y la preparación quirúrgica, algunas veces pueden sobrevenir complicaciones postoperatorias; la más frecuente es la peritonitis localizada o generalizada, y ello a pesar de los cuidados eficaces de desinfección de la cavidad abdominal. Aunque la peritonitis puede habitualmente superarse, las adherencias que de ella resultan ocasionan circunstancialmente dolores abdominales y episodios con recidiva de diarrea, vómitos u oclusión. El íleo paralítico no es raro en el traumatismo abdominal, pero ordinariamente se resuelve espontáneamente en 48 horas; igualmente puede ser provocado por manipulaciones bruscas e inútiles de los intestinos durante la intervención quirúrgica.

El tratamiento de los alcances abdominales implica la sospecha o el reconocimiento del traumatismo intra-abdominal, la corrección del estado de shock si existe, exámenes físicos y radiográficos para identificar la lesión y una laparotomía exploratoria para confirmar la lesión y remediarla.

L) Utero

Los alcances traumáticos del útero no sobrevienen generalmente sino cuando el órgano está distendido por la gestación o por una piómetra. Pueden manifestarse por hematomas, hemorragia y un desgarro de la pared uterina. Los fetos expulsados en la cavidad abdominal mueren habitualmente, pero si la circulación placentaria se mantiene pueden llegar a término, necesitando el parto una operación cesárea.

Los signos clínicos del traumatismo uterino son variables. En caso de rotura de vasos importantes, los síntomas de shock hemorrágico predominarán; en caso de rotura de una piómetra, sobrevendrá una peritonitis.

El traumatismo uterino puede ocasionar la muerte de los fetos, el aborto, una distocia o una momificación fetal (13, 14).

CUADRO I

Principios básicos de la cirugía gastrointestinal

1. Asegurarse que la mucosa está bien incluida en la línea de sutura.
2. El tipo de sutura deberá ser preferencialmente invertida para colocar las superficies serosas una con la otra.
3. Practicar dos planos de sutura reabsorbible.
4. No ocluir la luz intestinal por suturas excesivas.
5. Evitar las contaminaciones microbianas.
6. Asegurarse, si es posible, de la impermeabilidad de la anastomosis (masaje del contenido intestinal a través de la anastomosis).
7. Estar bien advertido de los cuidados postoperatorios necesarios.

BIBLIOGRAFIA

1. UBERREITER, O. Die stumpfen veritzungen der Bauchhuble beim Hunde. M. y H. Schaper. Hannover, 1930.
2. ARCHIBALD, J., PUTNAM, R. W., y PENNOCK, P. W. Emergency Surgery of the abdomen. Mod. Vet. Pract. Marzo 1969.
3. ELLENT, E. W., y ARCHIBALD, J. Hernia, Canine Surgery. Ist. Archibald ed. Am. Vet. Pub. Santa Barbara, 1965.
4. DIXON, R. T. Perirenal abscess. Aust. Vet. Jour. 39 (5): 200-202, 1963.
5. PUTNAM, R. W., PENNOCK, P. W., y ARCHIBALD, J. Emergency Surgery, following Urogenital Trauma. Mod. Vet. Pract. Agosto 1969.
6. ARCHIBALD, J., PUTNAM, R. W., y SUMNER-SMITH, C. Partial Nephrectomy. A Technique. J. Small Anim. Pract. 10: 415-417, 1969.
7. ARCHIBALD, J. Urinary Tract, Canine Surgery. Ist. Archibald ed. Amer. Vet. Publ., Santa Barbara. Calif., 1965.
8. DINGWALL, J., DE BOER, J., y ARCHIBALD, J. A new technique for liver resection in the dog. J. Small Anim. Pract. 7: 429-433, 1970.
9. ARCHIBALD, J., CAWLEY, A. J., y REED, J. H. Surgery of the Biliary Tract. Mod. Vet. Pract. Agosto 1960.
10. BIERITZ, W. G., y BRASMER, T. H. Traumatic rupture of the cystic duct. Anim. Hosp. 2: 35-39, 1966.
11. SUMNER-SMITH, G., y DE BOER, J. Partial splenectomy: A technique. J. Amer. Anim. Hosp. Assoc. J.O.L. 7, n.º 1, 1971.
12. DINGWALL, J., y MACDONELL, W. Partial Pancreatectomy in the dog. En preparación.
13. SMITH, K. W. Female Genital tract. Canine Surgery. Ist. Archibald ed. Amer. Vet. Publ. Santa Barbara, Calif., 1965.
14. BANKS, P. N. Uterine rupture with fetal retention. J. Small Anim. Pract. 4 (5): 345-347, 1963.

IX. La cirugía vascular y el traumatismo

J. ARCHIBALD y J. H. REED

La cirugía vascular, como las simples anastomosis de los vasos, es a menudo soslayada por los veterinarios. Estas técnicas han sido desarrolladas en el animal y no son más difíciles que otros tipos de cirugía.

LAS SUTURAS

El material clásico para las suturas vasculares ha sido la seda. Sin embargo, la seda tiene tendencia a perder su solidez con el tiempo, por consiguiente a romperse, provocando aneurismas en los vasos suturados. Las suturas sintéticas están de moda en la actualidad. Las tres variedades más utilizadas son: el Dacron, los monohilos de polietileno o polipropileno y una mezcla de Dacron y de Teflon.

El Dacron (Mersilene) tiene una gran resistencia a la tensión que se mantiene indefinidamente, y sirve para la fabricación de la mayoría de las prótesis vasculares; su mayor inconveniente es el ser trenzado. Los materiales de suturas trenzadas ejercen una acción de sierra sobre los tejidos en que se pasa, provocando orificios de un diámetro superior al suyo, ocasionando pérdidas. Las suturas monohilos son igualmente sólidas, resisten bien a la tracción y por ello son poco traumatizantes, dentro de lo posible, para los tejidos. Su principal inconveniente es la dificultad para apretar los nudos (son necesarios de 4 a 6). El material de sutura más satisfactorio es la asociación Dacron trenzado/Teflon, que reune la resistencia del material trenzado a la cualidad atraumática del monohilo (1). Las plaquetas sanguíneas no se adhieren a las suturas plastificadas, siliconadas o parafinadas, por lo que se evitarán las trombosis.

ALGUNAS TECNICAS SENCILLAS DE CIRUGIA VASCULAR

Las heridas lineales o las laceraciones simples de los vasos pueden suturarse con un sobrehilado o por puntos separados. Se deberá utilizar un material

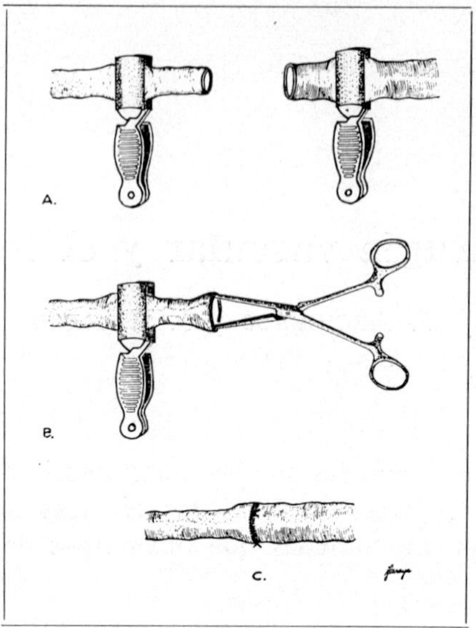

FIG. 1

de sutura tan fino como sea posible correspondiente al diámetro del vaso. Las dimensiones 5-0 y 6-0 convienen a la mayoría de los vasos sobre los cuales puede practicarse la cirugía en las especies canina y felina; los hilos 8-0 serán necesarios para los vasos de un diámetro inferior a 1 mm; se utilizarán las suturas dispuestas todas con aguja engastada.

Los vasos lesionados o manipulados en el curso de intervenciones quirúrgicas se espasman, reduciendo así su diámetro. Este espasmo puede eliminarse o reducirse por aplicación de un ancstésico local, como la xilocaína. La sutura de vasos de un diámetro inferior a 2 mm se facilitará por la inserción de una fina pinza de forcipresión con las ramas cerradas en la luz del vaso que será ampliada por la apertura lentamente progresiva de la pinza (fig. 1).

Si es posible, la adventicia del vaso será extirpada con precaución en la zona a suturar; esto evita el incluir una parte de ella en la luz vascular y favorecer con ello la formación de trombos. Igualmente se asegura por este procedimiento una sutura más hermética del vaso.

Hay numerosos procedimientos de suturas término-terminales vasculares. El mejor y más sencillo es sin duda el descrito por Alexis CARREL en 1907 en su obra en adelante clásica. Las pinzas bulldog no traumatizantes se colocan a uno y otro lado de la zona a extirpar; después de la excisión, los extremos se enjuagan con una solución heparinada para eliminar la sangre de la luz vascular. La adventicia, entonces, se monta sobre una pinza, se extrae fuera del muñón vascular y se corta con tijeras; la parte restante se retrae entonces suficientemente para dejar desprovista de ella la zona a suturar (fig. 2 [1]).

Tres puntos equidistantes de fijación se colocan a continuación en la periferia de los dos extremos. La tracción ejercida sobre ellos producirá la forma-

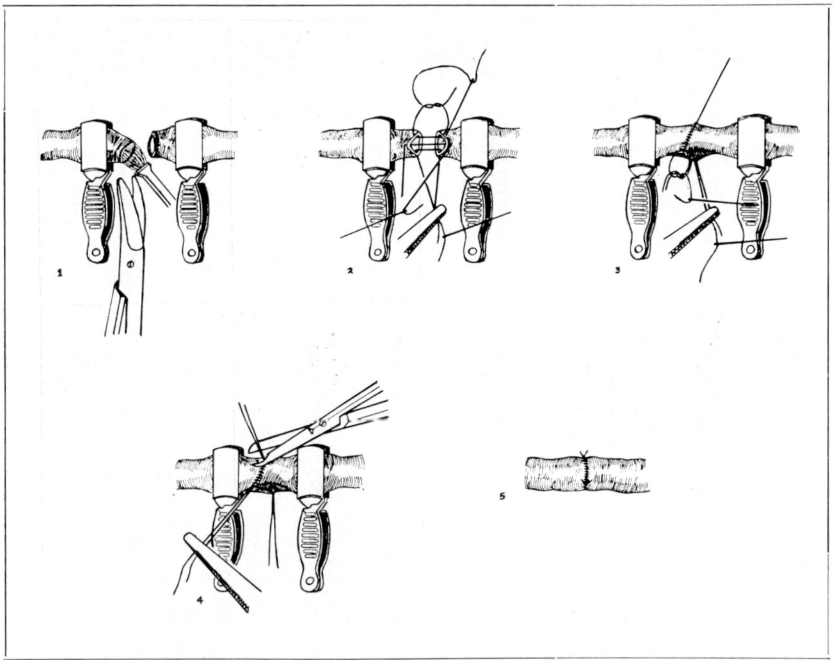

FIG. 2. *Método de triangulación de anastomosis vascular.*

ción de un triángulo asegurando la apertura de la luz vascular (fig. 2 [2]). Un sencillo sobrehilado reunirá finalmente los tres puntos del triángulo (figura 2 [3 y 4]).

Las pinzas bulldog se retiran y la corriente sanguínea se restablece. No es raro observar un ligero rezume a nivel de la anastomosis, sobre todo si se ha utilizado una solución heparinada. Será conveniente evitar el colocar suturas suplmentarias para detener la sangría; no serán necesarias sino raramente; habitualmente la simple aplicación de una compresa durante dos minutos será suficiente.

Las técnicas de anastomosis latero-lateral son numerosas. La descrita a continuación es sencilla y clásica; un ejemplo es la fístula de Eck, destinada a reducir la hipertensión portal secundaria en algunas lesiones hepáticas.

Se pasa un hilo sin apretar alrededor de la vena porta sobre el lado hepático de su última división y dos puntos de fijación de material 3-0 aproximan una junto a otra la vena porta y la vena cava (fig. 3 a).

La aguja del punto inferior sirve para hacer una línea de sobrehilado dorsal atravesando de parte a parte las paredes de los dos vasos. Cuando la extremidad anterior se alcanza, se anuda al otro punto de fijación y se elimina una aguja (fig. 3 b).

Se introduce entonces un hilo cortante de seda o de lino (2-0) montado sobre una aguja corta, recta y redonda, en la vena porta a nivel del punto

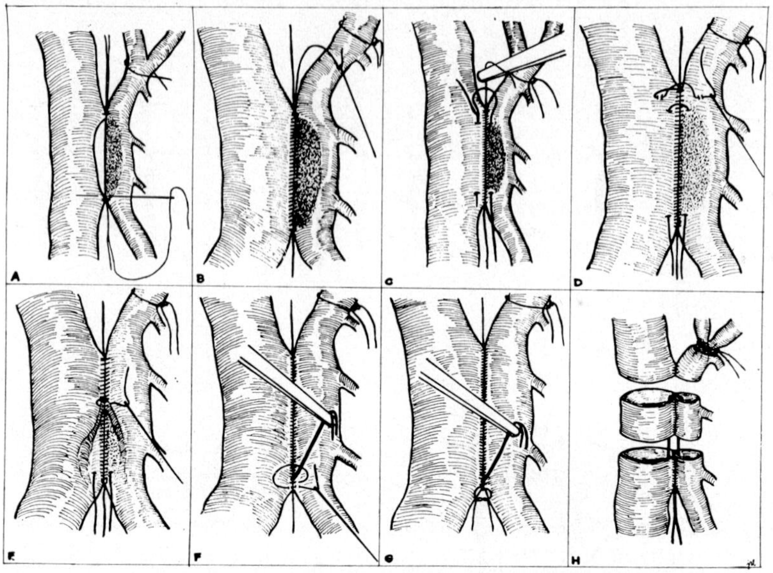

FIG. 3. *Anastomosis latero-lateral (fístula de* ECK*).*
Según J. MARKOWITZ, W. LOTTO, J. ARCHIBALD y H. G. DOWNIE.
Surg. Gyn. and Obst. 95: 407-410, 1952.

posterior, sacándolo a nivel del punto anterior, y se pasa por la vena cava del mismo modo, pero en sentido inverso; el hilo se estira y se tensa seguidamente (fig. 3 c).

Con el resto de la aguja enhebrada del punto de fijación anterior se realiza un sobrehilado de manera que encierre el hilo cortante (figs. 3 d y 3 e).

Cuando los dos cabos emergentes del hilo cortante se alcanzan, el sobrehilado se transforma en sutura en bolsa alrededor de ellos y se anuda al punto de fijación posterior (figs. 3 f y 3 g).

Se toma a continuación cada extremo del hilo cortante, y por una ligera tracción asociada con un movimiento de sierra, se cortan las paredes de los dos vasos, creando de este modo la fístula (fig. 3 h). El primer hilo que había sido pasado alrededor de la vena porta se anuda entonces y se aprieta para cerrar el vaso y permitir a la sangre portal pasar a la vena cava (2).

TRAUMATISMOS DE LOS VASOS SANGUINEOS

Un traumatismo arterial es fácilmente descubierto cuando se ve sangre roja, brillante, brotar de una herida. Las hemorragias más oscuras fluyendo con rapidez señalan la rotura venosa. Las lesiones vasculares no son tan fácilmente identificables cuando se trata de heridas no penetrantes; éstas, sin embargo, están muy frecuentemente asociadas a las fracturas o a los traumatismos torácicos o abdominales.

"Todo paciente en estado de shock que haya sufrido un traumatismo penetrante o no..., debe ser considerado como si hubiera sufrido un traumatismo vascular hasta probar lo contrario... A nivel de las extremidades la investigación de las 5 "P" debe hacerse: pena (dolor), palidez, parestesia, parálisis, pulso (ausencia de)" (4)*.

Como los traumatismos vasculares están frecuentemente asociados a las fracturas, particularmente a las del fémur, se deberá investigarlos sistemáticamente en tales casos. Estos reconocimientos deberían incluir también la arteriografía. Tales lesiones vasculares pueden descubrirse por la ausencia de pulso en las partes distales con relación al punto de fractura o por un rápido infarto debido a un hematoma que señala habitualmente la lesión lateral de un vaso. En la mayoría de los vasos, la presión ejercida por los tejidos circundantes ayudará al control de la hemorragia y la circulación colateral será suficiente para mantener la viabilidad del miembro. El síntoma esencial de un fallo inminente es la caída de la temperatura de la extremidad interesada acompañada por una disminución de la reacción al dolor.

Un hematoma en expansión regular deberá operarse incluso si el enfermo está en estado de shock. Si el hematoma acompaña a una fractura, se puede reactivar una hemorragia que estaba detenida al utilizar métodos cruentos en la reducción de la fractura. Muy frecuentemente estas hemorragias se ignoran y pueden controlarse por aplicación de un hemostático o por ligadura del vaso herido. En algunos casos la rápida investigación en los tejidos próximos revelará los dos extremos del vaso seccionado y permitirá la anastomosis por ello.

Cuando el traumatismo vascular sea identificado por la hemorragia evidente de una herida abierta o la hinchazón rápidamente invasora de una región no lesionada aparentemente, la hemorragia puede ser cohibida temporalmente por simple presión, como la de un dedo a nivel de la lesión. Esta presión deberá mantenerse en espera de que se tomen medidas quirúrgicas y de reanimación. Se debe esforzar absolutamente por restablecer una circulación normal para evitar posibilidades de isquemia que necesitan a menudo la amputación o la formación de una fístula arteriovenosa (5).

Si la ausencia de pulso sobre un miembro es evidente se debe suponer que se está frente a una rotura arterial. Aunque los espasmos arteriales puedan producirse, no se les observa sino a continuación de manipulaciones quirúrgicas o de un estiramiento longitudinal; son excepcionales en las heridas traumáticas. Por ello, imaginar que una ausencia de pulso está ligada a un espasmo antes que a una rotura es peligroso.

Hay tres métodos básicos de reparación de una arteria. El primero consiste en colocar a una y otra parte de la lesión clamps vasculares no trauma-

---

* N. del T. La expresión americana más exacta es: pain, pallor, parasthesia, paralysis and pulselessness.

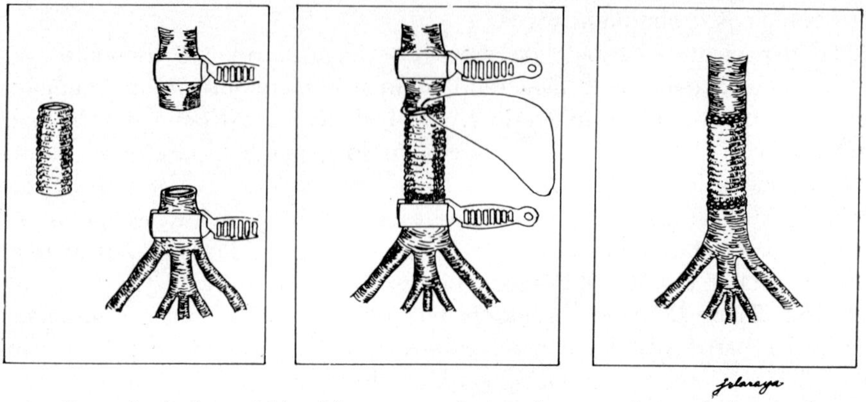

FIG. 4. *Después de la excisión del segmento lesionado, una pieza tubular de dacron se inserta en el espacio dejado libre y se une por una sencilla sutura.*

tizantes; la sutura lateral del vaso podrá realizarse en la medida en que ella no reduce su diámetro. Si la lesión es muy importante, o si la sutura puede estenosar excesivamente el vaso, la porción lesionada debe ser extirpada, restableciéndose la continuidad del vaso por anastomosis término-terminal (ver fig. 2). Si la extirpación ha de ser muy extensa por no permitir una anastomosis término-terminal por producir una excesiva tensión de los extremos, debe recurrirse a un implante tubular sintético (Dacron) (1, 6) (fig. 4).

En los traumatismos de las extremidades, la frialdad de un miembro es la prueba de una insuficiencia circulatoria. La exploración quirúrgica no pone siempre de manifiesto una rotura vascular; en este caso, se está probablemente en presencia de un desgarro de la íntima que puede producir distalmente la disección de la pared vascular; este desgarro debe repararse si se tiende a restablecer una circulación normal.

Para los vasos relativamente pequeños de los perros, el mejor método es sin duda extirpar el segmento lesionado y practicar una anastomosis término-terminal. Otro procedimiento posible es la endoarterectomía, que consiste en eliminar las partes desgarradas de la íntima y en suturar los bordes de la herida con ayuda de puntos penetrantes separados utilizando o no un implante tubular de dacron.

FISTULA ARTERIOVENOSA

La fístula arteriovenosa puede ser la secuela de un traumatismo o de origen congénito (7, 8). Se establece una comunicación entre una arteria y su vena adyacente. Si se produce sobre una extremidad, se aprecia una hinchazón de la región, escoriación cutánea con exudación serosa, modificaciones del esqueleto y un característico temblor a la palpación (fig. 5 a).

a) 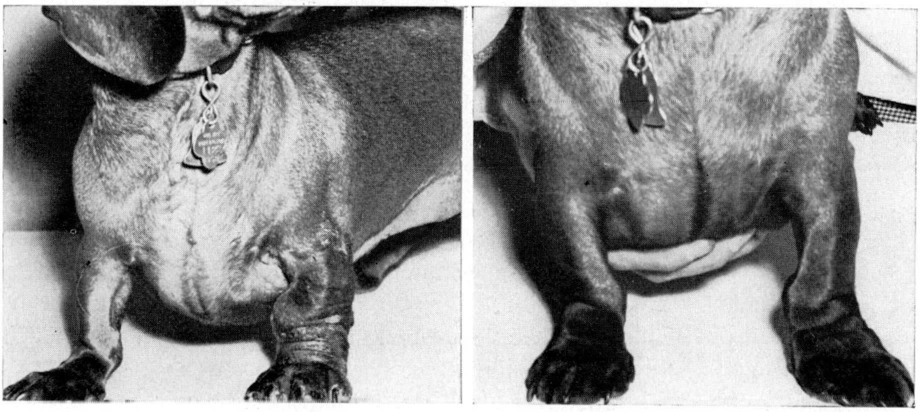 b)

FIG. 5 a. *Lesiones de fístula arterio-venosa. La extremidad anterior izquierda está hinchada, la piel escoriada, con exudado seroso en los repliegues cutáneos, y el característico "temblor" de la derivación arterio-venosa puede palparse sobre la vena cefálica.*

FIG. 5 b. *El mismo perro que en 5 a, después de la corrección quirúrgica de la fístula.*

Este defecto puede corregirse por una cuádruple ligadura interesando los vasos afectados. Esta solución no es posible cuando se trata de pequeños vasos o si la lesión es por completo inaccesible. Un método mejor consiste, después de colocar clamps, en extirpar la arteria en su parte lesionada y en restablecer la continuidad mediante anastomosis término-terminal. La vena se suturará lateralmente según la técnica habitual.

TRAUMATISMOS TORACICOS Y ABDOMINALES

La posibilidad de una lesión vascular debe sospecharse siempre en caso de traumatismo torácico. La rotura de un gran vaso habitualmente ocasiona la muerte con rapidez; la de los vasos menos importantes hará aparecer en el animal los signos clínicos de hemotórax (ver El traumatismo torácico).

Los traumatismos abdominales no penetrantes están frecuentemente acompañados de lesiones vasculares que son difíciles de diagnosticar. La presencia de sangre en la cavidad peritoneal a menudo está asociada con un estado de shock y el diagnóstico se facilita por la radiografía y la paracentesis (ver El traumatismo abdominal).

CANAL ARTERIAL PERSISTENTE

El canal arterial está normalmente abierto en el feto, permitiendo el paso de sangre de la arteria pulmonar a la aorta. Se cierra por la contracción de sus paredes musculares para obliterarse y producir el ligamento arterial. Si esta oclusión no se produce, resultaría una fístula entre las arterias pulmonar y aorta. Las pequeñas fístulas son generalmente bien toleradas y el animal afectado podrá no presentar ningún signo clínico anormal. Lo más frecuente, sin embargo, es que se encuentre frente a una o varias de las situaciones siguientes:

1. A causa de una presión aórtica más elevada, la sangre destinada a la circulación periférica es derivada en el circuito pulmonar. La tensión de oxígeno en la sangre es mayor que la normal, pero la insuficiencia del flujo arterial es la causa de animales pequeños y pobremente desarrollados.
2. El corazón se hipertrofia en su esfuerzo de compensar la fístula. Un fallo agudo será la conclusión.
3. Una endocarditis bacteriana subaguda puede sobrevenir con lesiones proliferativas a nivel del canal arterial.
4. En razón de la debilidad mecánica del sistema, puede producirse un aneurisma a nivel del canal arterial que, si se rompe, ocasiona la muerte.

Con motivo de estas graves complicaciones, el canal arterial persistente es una amenaza para la vida.

Diagnóstico

Los animales afectados están subdesarrollados, las mucosas no están cianóticas. El corazón puede estar hipertrofiado y un potente y característico ruido de fragor puede auscultarse y percibirse por palpación en el segundo o tercer espacio intercostal izquierdo. Este murmullo tiene una resonancia de máquina, es continuo y se propaga en la región del cuello, del hueco axilar y de la espalda. En la mayoría de los casos un temblor palpable se percibe a nivel de la zona pulmonar.

Los tests de laboratorio pueden ayudar al diagnóstico: presión de oxígeno elevada en la sangre arterial, electrocardiograma anormal mostrando una desviación hacia la izquierda del eje eléctrico y una hipertrofia del corazón izquierdo.

Diagnóstico radiográfico

La sombra cardiaca puede estar aumentada, el edema pulmonar evidente y el cayado aórtico más prominente que lo normal (fig. 6).

La cateterización puede utilizarse para confirmar el diagnóstico.

Tratamiento

Es quirúrgico y consiste en ligar el canal o separarlo en dos. Si se comprueba un cierto grado de cianosis, el canal arterial no deberá cerrarse, ya que puede servir de derivación de compensación de otras anomalías cardiacas asociadas.

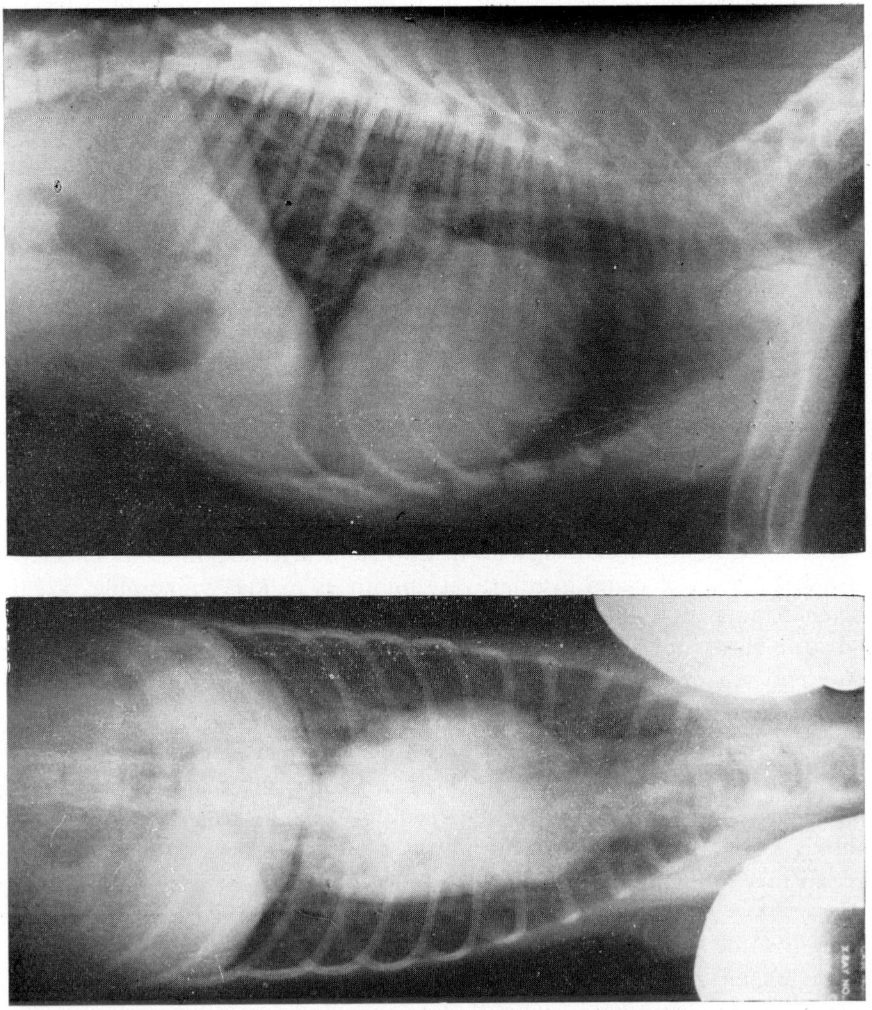

a)

b)

FIGS. 6 a y 6 b. *Persistencia del canal arterial.*

Sobre el cliché de perfil la vascularización pulmonar aparece aumentada, así como la silueta cardiaca. Sobre el cliché ventro-dorsal el cayado aórtico aparece más prominente de lo normal, demostrando así su hipertrofia.

Técnica quirúrgica

La incisión cutánea se practica en el cuarto o quinto espacio intercostal. Los lóbulos pulmonares apicales y cardiacos se retiran para exponer el mediastino por encima y detrás del hilio. La aorta y la arteria pulmonar se hacen entonces visibles y el temblor arterial palpable.

Se practica una incisión vertical en la pleura entre los nervios vago y frénico, prolongándola hacia el hilio pulmonar. Los tejidos subpleurales se seccionan inmediatamente para poner al descubierto la aorta y la arteria pulmonar. Algunos vasos pequeños, incluyendo la primera vena intercostal, deben seccionarse a veces. El vago, por debajo del origen del recurrente, es llevado hacia atrás con ayuda de un lazo de seda. El canal arterial es identificado siguiendo el trayecto del recurrente, que le contornea por debajo para elevarse por detrás del cayado de la aorta. La palpación del temblor ayuda también a determinar su posición.

Para hacer más fácil la liberación del canal arterial, es esencial el comenzar la disección tan profundamente como sea posible sobre el vaso, y se escogerá preferentemente la cara craneal de la aorta, separando los tejidos areolares de la adventicia, desprendiéndoles hacia atrás contra el repliegue pericárdico recubriendo el canal arterial. Cuando este repliegue está bien puesto al descubierto, debe ser levantado del canal arterial, haciendo de este modo posible el desprender sin peligro la unión del canal arterial y de la arteria pulmonar. Cuando está al descubierto la parte anteroexterna del canal, se prosigue la disección hacia atrás y por debajo utilizando la misma técnica. El empleo de una pinza hemostática curva para separar los tejidos vecinos es práctico, pero se corre el riesgo de desgarrar la arteria pulmonar en el punto donde desemboca el canal arterial; este punto es el más vulnerable, y cuando hay hemorragia, es siempre allí donde se produce. Para evitarla, la punta de los instrumentos de disección deberá siempre dirigirse hacia el lado aórtico tanto como sea posible.

Si el repliegue pericárdico es adherente, puede ser necesario abrir el saco pericárdico y hacer un camino alrededor de los vasos.

Son posibles las variaciones anatómicas y deberían ser previstas; así, por ejemplo, el repliegue pericárdico que recubre el canal arterial puede ser voluminoso y largo, o por el contrario, muy pequeño y en ocasiones incluso inexistente. El mismo canal arterial varía considerablemente en longitud, diámetro y en dirección. Algunas veces se comprueba una convexidad pronunciada de la aorta a nivel de la arteria pulmonar.

El canal arterial puede cerrarse bien por una ligadura, bien por sección y sutura de los dos extremos. La ligadura tiene la ventaja de la sencillez y de la seguridad; si se realiza convenientemente, da resultados satisfactorios en los casos en que es posible colocar dos ligaduras cerrando fuertemente una parte del canal. Un buen método consiste en ligar el canal tan cerca como sea posible de los vasos utilizando por consiguiente en cada extremo un cabo de seda gruesa torcida 2 a 4. Empleando este material de sutura, no existe prácticamente ningún peligro de seccionar la pared vascular, y de provocar, bien una hemorragia inmediata, bien lesiones que puedan conducir posteriormente a un aneurisma. Se deberá tener mucho cuidado de no incluir el nervio recurrente en el nudo próximo a la aorta. La seda trenzada se evitará en razón a sus propiedades cortantes.

Puede producirse una recanalización en dos circunstancias después de la ligadura del canal arterial. En el primer caso, es achacable un error técnico, los nudos no habían sido apretados suficientemente para comprimir las paredes vasculares y ocluir el vaso. En el segundo caso, la dificultad proviene del empleo de la ligadura en un caso en que no era apropiada, es decir, aquel en que el canal arterial no tiene una longitud apreciable y no representa sino una abertura de comunicación fistulosa entre las arterias aorta y pulmonar. Las dos ligaduras, cuando están apretadas, permanecen aproximadas una junto a la otra, y algunas veces, en razón de la gran fuerza requerida para ocluir el vaso, cortan finalmente la pared vascular provocando una salida de sangre formando posteriormente un falso aneurisma entre las dos arterias.

La sección del canal arterial puede realizarse entre dos pares de pinzas hemostáticas rectas (4), cuyos dientes han sido modificados de forma precisa para evitar el escape de la zona pinzada. La pinza distal es retirada y los labios vasculares se suturan con puntos continuos con hilo 5-0. La pinza proximal se levanta a su vez, y un segundo sobrehilado ocultante se practica en sentido inverso del primero, anudándosele en el punto de partida. Otra técnica consiste en seccionar el canal entre dos clamps de Potts que comprimen los vasos con fuerza sin lesionarlos.

Otro método de exposición del canal arterial con incisión del pericardio ha sido descrito (9, 10). En esta técnica el pericardio se incide 2 cm por debajo del nervio frénico para exponer la arteria pulmonar y el cayado aórtico. Una prudente disección subpericárdica permitirá el acceso del canal arterial. Una cinta umbilical pasada alrededor de la aorta permitirá levantarla muy suavemente, e identificar así más fácilmente el canal arterial (11). La continuación de la técnica es la anteriormente descrita.

El método de ligaduras, cuando es aplicable, es más seguro que el método por sección, particularmente para los veterinarios cuya experiencia en cirugía vascular es limitada.

EMBOLISMO AORTICO

El embolismo de la aorta fue descrito por primera vez en el gato en 1930 (12), y después de esta época varias denominaciones se han empleado para definir esta condición: trombosis aórtica, embolia del asiento, embolia aórtica. Su manifestación clínica más corriente y dramática es una parálisis posterior o una cojera intermitente uni o bilateral. Se la observa con más frecuencia en el gato, pero se la señala cada vez más en el perro (13, 14, 15, 16, 17). Los síntomas observados se deben a una embolia que obstruye la aorta en su bifurcación iliaca. El coágulo responsable se considera procede de una lesión cardiaca y es arrastrado por el torrente circulatorio (18). Como los émbolos se desprenden de un trombo primitivo cardiaco, pueden ir a situarse en un territorio cualquiera del lecho vascular y provocar infartos de riñón, hígado, gangrena del colon y zonas de necrosis pulmonar (18, 19, 20, 21). Se han encontrado trombos cardiacos en la necropsia de animales que habían muerto con signos clínicos manifiestos de paresia.

Aunque los informes insisten sobre la ausencia de lesiones macroscópicas o microscópicas de la pared vascular a nivel de la embolia que debería normalmente indicar la formación de un trombo, ha sido señalado, sin embargo, un caso de lesiones degenerativas de la pared aórtica (22).

Se ha observado experimentalmente que la parálisis del tercio posterior no es debida únicamente a la oclusión de la aorta, puesto que una ligadura sencilla o doble de la aorta no permite reproducir los signos clínicos, mientras que el plasma de los bóvidos no es inyectado en la aorta entre las dos ligaduras para provocar un coágulo (23).

La necropsia generalmente revela lesiones del miocardio y del endocardio, tales como la endocarditis vegetante, dilatación de la aurícula izquierda con formación de trombos. Se supone que las lesiones cardiacas acompañan o son las secuelas de una infección general aguda (19, 20). Aunque numerosos investigadores estiman que la endocarditis sea el factor etiológico principal, es difícil con frecuencia aislar de la sangre los microorganismos causantes, antes o después de la muerte (24, 25).

Signos clínicos

Su aparición es brusca, sin, lo más frecuentemente, el menor síndrome. El animal está en estado de shock, de colapso, de peligro grave; tiene una expresión de ansiedad y de miedo, y puede aullar de dolor (19, 26).

El signo físico más evidente es la parálisis completa del tercio posterior que el animal arrastra. Con menos frecuencia la parálisis puede ser unilateral, han sido descritos algunos casos de gatos donde los animales presentaban los signos generales descritos anteriormente, pero más tarde los signos paralíticos (19, 24). El lugar del lecho vascular en el que el émbolo va a situarse (vasos pulmonares, renales...) imprimirá a los signos clínicos su carácter. Parecería, sin embargo, que estos signos estuviesen asociados anteriormente al shock, colapso y a una dificultad respiratoria y cardiaca de origen desconocido (26). La parálisis de un miembro anterior ha sido descrita como preludio o secuela de una parálisis posterior completa (19, 24).

Los animales que padecen de una embolia en la terminación de la aorta presentan frialdad del tercio posterior y de la cola. El pulso femoral y el reflejo podal no existen. Los músculos gastronemios están hinchados, tensos, duros.

El colapso cardiopulmonar grave ocasiona con frecuencia la muerte rápidamente después de iniciarse los síntomas. Se ha señalado algunos casos de curación espontánea más o menos completa, ocurriendo después de un plazo variable, dependiente de la canalización o de la contracción del émbolo, o también del desarrollo de una circulación colateral de suplencia (19, 24, 26). Los animales que curan tienen, en general, una función disminuida y debilidad de las extremidades afectadas. Las recidivas son frecuentes en los animales que han curado espontáneamente o después de la cura quirúrgica.

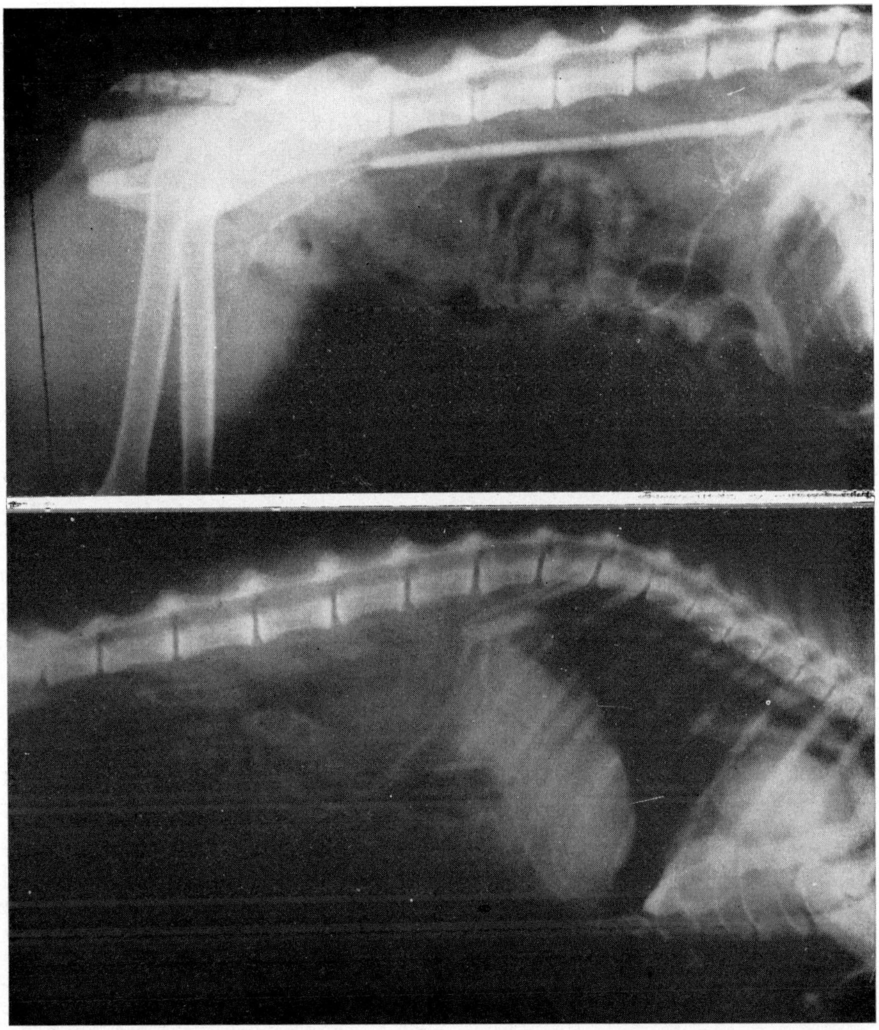

a)

b)

FIG. 7 a. *El flujo del líquido de contraste es considerablemente reducido en la bifurcación de la aorta; no se puede evidenciar sino una muy pequeña cantidad en las arterias iliacas.*

FIG. 7 b. *El paso del material de contraste en la aorta está detenido por un trombo a nivel de las arterias mesentéricas.*

Diagnóstico radiográfico

Un diagnóstico radiológico positivo de la embolia aórtica no puede hacerse sino utilizando un material de contraste que opacifique la aorta. Ello necesita la cateterización del ventrículo izquierdo y la inyección de una substancia de contraste iodada como el diatrizoato. Una sola o una serie de radiografías pueden hacerse después de la inyección para seguir el material de contraste en la aorta.

Otro procedimiento consiste en inyectar el material de contraste directamente en el ventrículo izquierdo a través de la pared torácica.

Una reducción del flujo o una completa obstrucción del paso del líquido de contraste señalan la trombosis (figs. 7 a y 7 b).

Tratamiento

Aunque HOLZWORTH no sea muy entusiasta de una solución quirúrgica de este problema, no da mucho crédito al tratamiento médico distinto de los cuidados habituales y las medidas dirigidas a aliviar el sufrimiento cardiaco y a contener la infección (19).

La eficacia de la heparina como anticoagulante no inspira confianza, y la de los enzimas fibrinolíticos está por determinar bien cuando hayan sido utilizados clínicamente (15).

En razón de la responsabilidad aparentemente bien definida de la cardiopatía, probablemente secundaria en alguna forma de endocarditis, la quimioterapia parecería estar indicada. Una terapéutica específica debe ser instituida si ha sido aislada una bacteria en la sangre, si no se empleará una medicación de amplio espectro. Esta terapéutica deberá igualmente, como complemento, instituirse si se considera una intervención quirúrgica. BARDENS y WALKER (1962) han descrito una embolectomía bien realizada a nivel de las arterias iliacas externas (27). Ellos insisten sobre el hecho de que la operación debe realizarse tan pronto como sea posible después de la aparición de los signos clínicos para intentar prevenir los trastornos musculares y nerviosos resultantes del paro de la irrigación sanguínea. Esta teoría ha sido sostenida firmemente por otros autores (13, 14, 20, 24, 26).

Técnica quirúrgica

Endoarterectomía.

La incisión cutánea se realiza sobre la línea blanca del abdomen desde el ombligo al pubis. Los intestinos son colocados en un campo y llevados hacia delante, mientras que la vejiga es desplazada para dejar al descubierto la terminación de la aorta y la bifurcación de las arterias iliacas externas. La obstrucción embólica puede observarse frecuentemente a través de la pared vascular o puede apreciarse "deslizando el dedo ligeramente a lo largo de la aorta cuardo se percibe una consistencia dura, muy marcada..." (26), y, naturalmente, por el hecho de que el pulso falta más allá de la obstrucción.

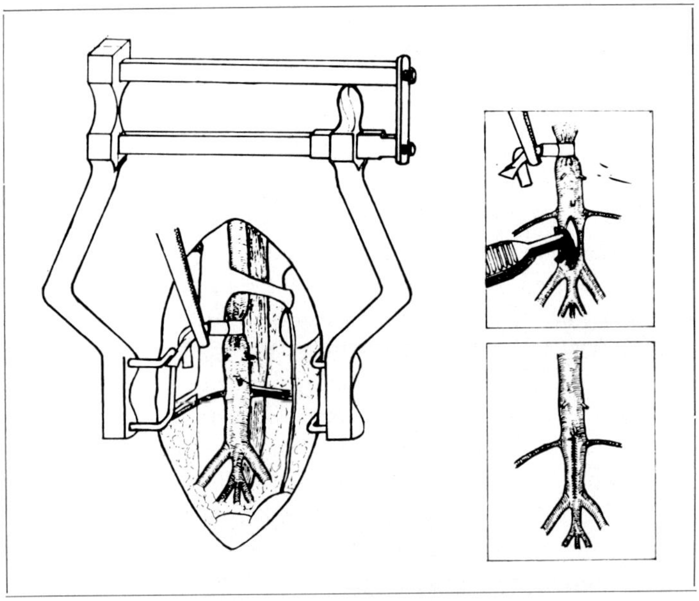

FIG. 8. *Embolia aórtica.*

Después de una incisión en la línea media de la parte posterior del abdomen, la aorta es obturada con una cinta umbilical. Se incide la aorta a nivel del émbolo, el coágulo es retirado y los posibles fragmentos se buscarán con precaución en las arterias iliacas. La sutura se hace por sobrehilado sencillo con seda 6-0.

La aorta es disecada con precaución y suavidad de sus ligamentos dorsales y se pasa a su alrededor una cinta umbilical. Los extremos de la cinta se pasan a través de un pequeño trozo de tubo de plástico. La aorta puede ser obturada por delante de la embolia tirando de los cabos de la cinta y apretando el tubo contra la arteria (fig. 8). Esta técnica lesiona muy poco el vaso, y permite levantar el estrechamiento muy rápidamente. Se practica una incisión de 1 cm aproximadamente sobre la aorta justamente por delante de la bifurcación de las arterias iliacas; puede realizarse sobre la zona embolizada. Cuando la incisión se termina, la fuerza retrógrada del flujo sanguíneo expulsa con frecuencia el émbolo a través de la herida vascular (24, 28). Pueden utilizarse pinzas finas para extraer el émbolo, no estando adherido el coágulo a la pared vascular. Es bueno realizar una prudente búsqueda en los vasos adyacentes para eliminar cualquier resto posible del émbolo; pinzas pequeñas, una sonda o una aspiración suave, se han empleado para realizarlo (20, 27, 28).

La sutura se realiza en sobrehilado de mersilene 5-0 ó 6-0, con aguja engastada. La técnica debe ser meticulosa y precisa, ya que el diámetro del vaso puede ser disminuido peligrosamente.

Prótesis aórtica (Dacron)

Las indicaciones de la prótesis arterial en el tratamiento quirúrgico de la embolia de la aorta en el perro y el gato no han sido establecidas. Representa, sin embargo, una posibilidad de evitar la estenosis resultante de una arteriotomía, o una trombosis consecutiva a las lesiones de la endoarteria producidas en el momento de la embolia (6). Sin embargo, el sencillo y elegante trabajo experimental de FRYE (1967) merece una breve descripción (6).

La puesta al descubierto y el aislamiento de la aorta se hace como anteriormente se describió. Una solución de lidocaína al 2 % se pulveriza sobre el campo operatorio para prevenir un espasmo arterial. La adventicia es extirpada del sitio donde se situaran las dos anastomosis; dos clamps bulldog se colocan a uno y otro lado de la lesión que se extirpa. Diez ml de solución Ringer conteniendo 50 unidades de heparina se inyectan en la aorta por detrás del clamp posterior. Una prótesis de dacron tejido de diámetro adecuado se corta con la longitud deseada. Cada extremo de la prótesis es clampado y un poco de sangre, obtenida aflojando el clamp anterior muy ligeramente, servirá para impregnar la cara externa del injerto o se la dejará coagularse en 4 a 5 minutos. Entonces se practica una anastomosis término-terminal de la aorta y de la prótesis utilizando el método de triangulación con Mersilene 5-0 ó 6-0. Los clamps de la prótesis se retiran entonces y la anastomosis posterior se realiza del mismo modo; antes de terminar, el clamp vascular posterior se afloja para permitir al flujo retrógrado llenar el injerto y eliminar el aire residual con el fin de evitar una embolia gaseosa. Finalmente, se colocan los últimos puntos para terminar la anastomosis. Unicamente se pierde una pequeña cantidad de sangre. Diez ml de solución Ringer lactato conteniendo 50 unidades de heparina se inyectan lentamente en la luz de la prótesis; una vez hecho esto, el clamp proximal se afloja para restablecer la circulación (4).

BIBLIOGRAFIA

1. JORDAN, G. L., DE BAKEY, M. E., O'NEAL, R. M., y HALPERT, B. Vascular replacements and suture materials. The Surg. Clin. of N. Amer. 46: 831-842, 1966.
2. MARKOWITZ, J., ARCHIBALD, J., y DOWNIE, H. G. Experimental Surgery. Williams and Wilkins. Balt. 1964.
3. CARREL, A. The surgery of blood vessels. Bull. John Hopkins Hosp. 18: 18-28, 1907.
4. GASPAR, M. R., TRIEMAN, R. L., PAYNE, J. H., ROTHSCHILD y GASPAR, D. J. Principles of treatment and special problems in vascular trauma. The Surg. Clin. of N. Amer. 48: 1.355-1.363, 1968.
5. GRYSKA, P. F. Major vascular injuries. New Eng. J. Med.. 266: 381-385, 1962.
6. FRYE, F. L. The application of a synthetic prosthesis in the cat. J.A.V.M.A. 151: 306-312, 1967.
7. RUBIN, L. F., y PATTERSON, D. F. Arteriovenous fistula of the orbit in a dog. Cornell Vet. L.V.: 471-481, 1965.

8. SUTER, P. F., JOURLEY, I. M., y RHODE, E. A. Arteriovenous fistula of the temporal branches of the external carotid artery in a dog. J.A.V.M.A. 158: 349-357, 1971.
9. GOURLEY, I. M. G., LEIGHTON, R. L., y RHODE, E. A. Surgical Correction of patent ductus arteriosus. The Practicing Veterinarian. 42: 4-16, 1970.
10. SOKOLOSKY, V. Personal communication.
11. GOURLEY, I. M. G. Personal communication.
12. COLLET, P. Thrombose de l'aorte posterieure chez un chat. Bull. Soc. Sci. Vet. Lyon. 33: 136-143, 1930.
13. DANN, J. R., y BLANSFIELD, H. N. Two cases of vascular surgery in the dog. J.A.V. M.A. 134: 171-172, 1959.
14. NIMS, R. M. Embolectomy in the dog. J.A.V.M.A. 140: 668-672, 1962.
15. KRAFT, C. G., y KRAFT, A. M. Thromboembolic occlusion of the iliac arteries in a dog. J.A.V.M.A. 147: 944-945, 1965.
16. ISHMAEL, J., y UDALL, N. D. A case of aortic thrombosis in the dog. Vet. Rec. 79: 570-571, 1966.
17. AXELSON, D., SECORD, A. C., y WEBER, L. G. Aortic embolism in a dog. A case report. J.A.A.H.A. 4: 183-184, 1968.
18. IMHOFF, R. K., y TASHIJIAN, R. J. Diagnosis of Aortic Embolism by Aortography. J.A.V.M.A. 139: 203-208, 1961.
19. HOLZWORTH, J., SIMPSON, R., y WIND, A. Aortic Thrombosis with posterior paralysis. Cornell Vet. 65: 468-487, 1955.
20. LUCKE, V. M., y SUMNER-SMITH, G. Aortic Embolism in the cat. Vet. Rec. 79: 236-239, 1966.
21. FREAK, M. J. Aortic Thrombosis with posterior paralysis in the cat. Vet. Rec. 68: 816-818, 1956.
22. KOSBOHM, R. K., y RIEDEL, W. Thrombose der aorta abdominals bei einer katze. Kleintier-praxis. 8: 108-110, 1963.
23. IMHOFF, R. K. Production of aortic occlusion resembling acute aortic embolism syndrome in cats. Nature. 192: 979-980, 1961.
24. BUCHANAN, J. W., BAKER, G. J., y HILL, J. D. Aortic embolism in cats: prevalence, surgical treatment and electrocardiography. Vet. Rec. 79: 496-506, 1966.
25. SHOUSE, C. L., y MEIR, H. Acute vegetative endocarditis in the dog and cat. J.A. V.M.A. 129: 278-289, 1956.
26. FREAK, M. J. Symposium on Thrombosis. I. Arterial thrombosis (embolism) in the cat. J. Small Anim. Pract. 7: 711-717, 1966.
27. BARDENS, J. W., y WALKER, J. S. Removal of a Thrombus from the external iliacs in the feline. Small Anim. Clin. 2: 247-249, 1962.
28. PALUMBO, N. E., y HUBBARD, R. E. Surgical Treatment of Aortic Embolism in the cat. J.A.V.M.A. 148: 26-28, 1966.

Lecturas recomendadas

1. BUCHANAN, J. W. J. Amer. Vet. Radiol. Soc. 6: 5, 1965.
2. BRITT, C. I., MILLER, E. M., FELDEN, M. E., y SIRAK, H. D. Comparative Reaction of Mersilene and Silk Sutures Implanted within the heart. Ann. Surg. 153: 52-62, 1961.
3. BULL, C., HOECKSEMA, T., DUCKWORTH, J. A., y MUSTARD, W. T. An experimental study of the growth or arterial anastomosis. Canad. J. Surg. 6: 383-390, 1963.
4. CARREL, A. The Surgery of Blood Vessels. Bull. John Hopkins Hosp. 18: 18-28, 1907.

5. DE BAKEY, M. E. Basic concepts of therapy in arterial disease. Bull. N.Y. Acad. Med. 39: 707-749, 1963.
6. SHUMACKER, H. B. Jr., y LOWENBERG, R. I. Experimental studies in vascular repair. Surgery. 53: 75-85, 1963.
7. TILLOTSON, P. J., y KOPPER, P. H. Treatment of aortic thrombosis in a horse. J.A. V.M.A. 149: 766-767, 1966.
8. VETTO, R. M., y DUNPHY, J. E. Recent revisions in the operative treatment of vascular disease. Surg. Gyn. and Obst. 119: 1.026-1.030, 1964.
9. CARTER, P. D. Suture and nonsuture methods of small vein anastomosis. Arch. of Surg. 84: 350-352, 1962.
10. HEALEY, J. E., CLARK, R. L., GALLAGER, H. S., O'NEILL, P., y SHEENA, K. S. Nonsuture repair of blood vessels. Annals of Surg. 155: 817-826, 1962.
11. VOGELFANGER, I. J., BEATTIE, W. G., BROWN, F. N., DEVITT, J. E., SCOBIE, T. K., y SCOBIE, D. H. The problem of small vessel anastomosis. Surgery. 52: 354-362, 1962.

X. Traumatismo tegumentario
(Cirugía plástica)

J. Dingwall, J. Archibald

INTRODUCCION

Las lesiones traumáticas cutáneas exigen reparaciones quirúrgicas cuyos principios y técnicas son los de la cirugía plástica, cuya finalidad es la de reparar o corregir los defectos, congénitos o adquiridos, y si es posible restaurar las funciones.

Es necesario un mínimo de capacidad artística en el cirujano que aborda una reparación quirúrgica estética; deben asociarse una obediencia escrupulosa a las reglas de la cirugía general, con los refinamientos técnicos propios de la cirugía plástica.

Las lesiones traumáticas del tegumento pueden subdividirse como sigue:

I. Quemaduras

Se las define como las lesiones provocadas por el calor; sus causas son varias: quemaduras por fricción, por electricidad, por llama, por radiación a los rayos X, a la luz solar o cualquier otra forma de energía radiante, quemaduras químicas; todos estos casos provocan una destrucción corrosiva de los tejidos. Las quemaduras térmicas son el resultado del contacto directo con una llama o substancias calientes.

Las quemaduras por fricción son las que se observan con más frecuencia en medicina veterinaria. Este es el caso del animal arrastrado por el suelo por un automóvil; en este caso van acompañadas muy a menudo por laceraciones (fig. 5).

Las quemaduras térmicas son el resultado de la utilización de manguitos o mantas calientes o de calentadores en los cuidados postoperatorios inmediatos (figs. 1, 2). Este tipo de quemadura puede resultar muy molesto, ya que los signos clínicos no aparecen generalmente sino después de 5 ó 6 días, es decir, en un momento en que el paciente puede estar con su dueño cuando los pelos comienzan a caer.

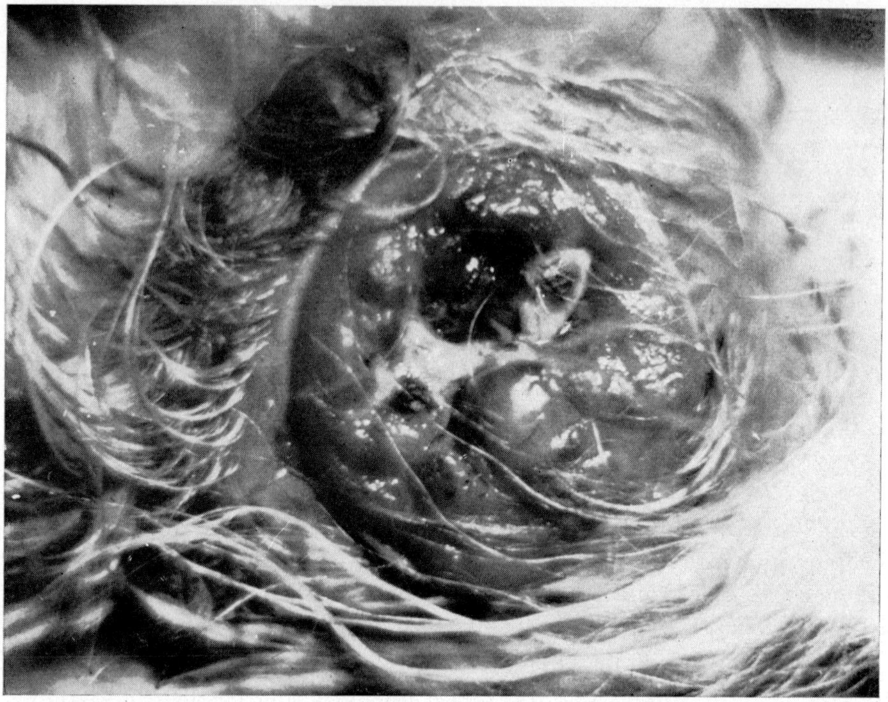

FIG. 1. *Fotografía de una quemadura de la nalga provocada por la aplicación de un calentador.*

Las quemaduras térmicas pueden sobrevenir igualmente en los gatos que caminan sobre superficies calientes o se encuentran salpicados por grasa hirviendo; estas últimas son de naturaleza particularmente insidiosa; en el momento de la quemadura, no hay ningún signo (a diferencia del agua caliente) y las lesiones, en el momento de su aparición, recuerdan a un eczema húmedo. Esto está ligado probablemente al hecho de que las grasas calientes no entran como el agua en contacto íntimo con la piel, pero se adhieren más; por ello, su acción calórica es más prolongada.

Las quemaduras dejan casi siempre señales, ya sean una cicatriz o una zona de alopecia; la cirugía es entonces el único modo de tratamiento, permitiendo una recuperación estética (figs. 2, 3, 4).

II. LACERACIONES

Se puede definir una laceración como una herida provocada por un arrancamiento. Las laceraciones son probablemente la forma más común de traumatismo cutáneo, con la excepción de las incisiones quirúrgicas.

Estas heridas varían entre la pequeña lesión provocada por objetos como cercados de alambre espinoso, vidrios o botellas rotas, zarzas, a las grandes le-

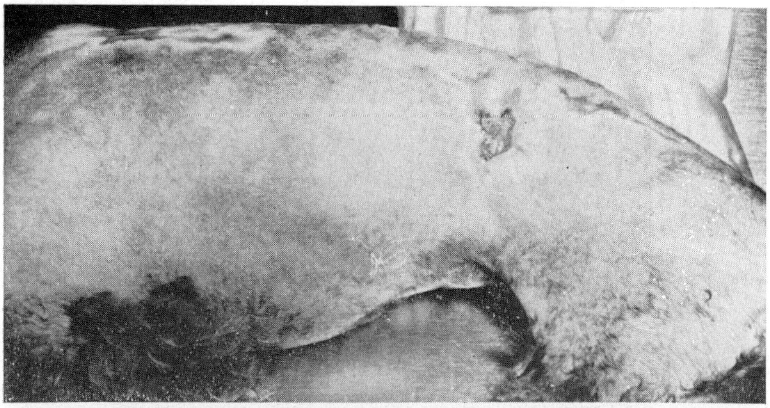

2)

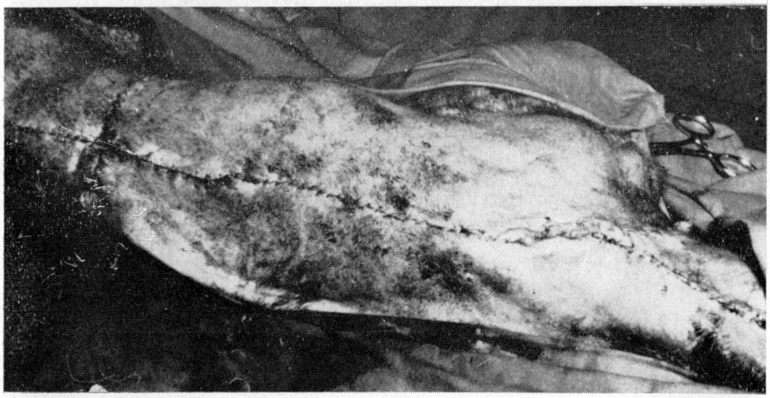

3)

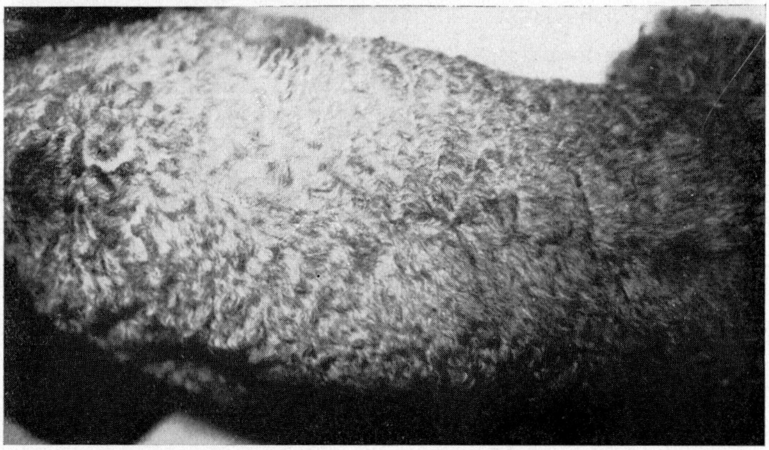

4)

FIG. 2. *Extensa cicatriz de la piel de un caniche enano quemado por aire caliente de un secador después del baño. Observar las amplias zonas cicatriciales y las desafortunadas pérdidas de pelo.*

FIG. 3. *El mismo perro de la figura 2 después de la excisión del tejido cicatricial.*

FIG. 4. *Aspecto postoperatorio del mismo perro de las figuras 2 y 3. El revestimiento piloso cubre completamente la excisión.*

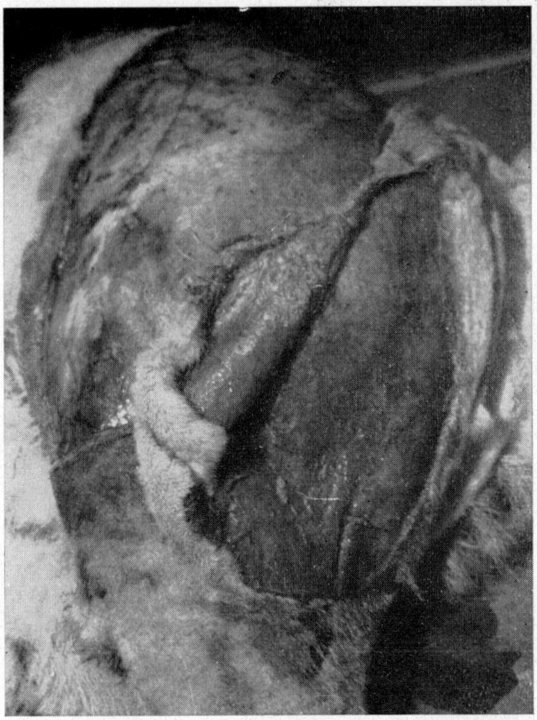

FIG. 5. *Laceración sobre un perro arrastrado por un coche.*

siones, incluidas la dislaceración y arrastre de grandes trozos cutáneos (figs. 5, 11, 15, 26). Los automóviles, los lazos, las poleas, o sogas, constituyen frecuentemente la causa y el paciente generalmente se encuentra en grave estado.

III. CONTUSIONES

Se las define como los alcances superficiales de la piel sin laceración. Tales lesiones necesitan frecuentemente poco tratamiento, pasan desapercibidas en los animales de mucho pelo. Sin embargo, si la contusión es evidente, es necesario pensar en la posibilidad de traumatismo de los tejidos y órganos subyacentes.

IV. PICADURAS

Una herida penetrante producida por un instrumento puntiagudo provoca este tipo de herida en pinchazo. Deben ser exploradas cuidadosa y suavemente para precisar el alcance de la penetración.

Si la herida interesa una cavidad corporal, se puede considerar la conveniencia de una exploración quirúrgica según el estado clínico del paciente; algunos autores la consideran como indispensable.

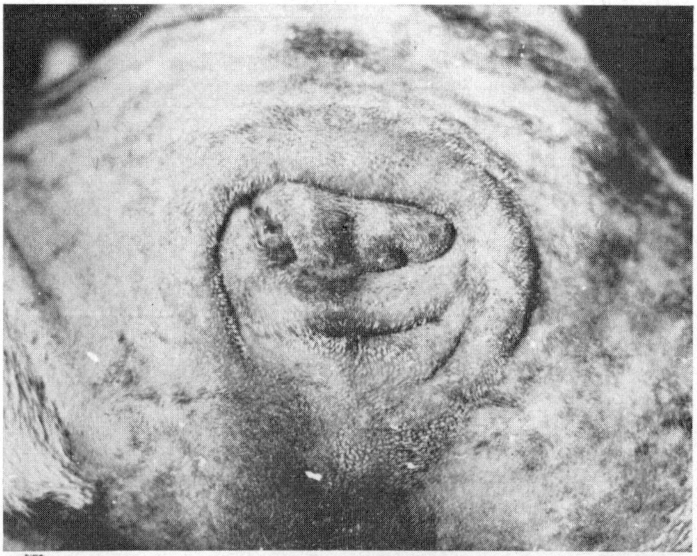

6)

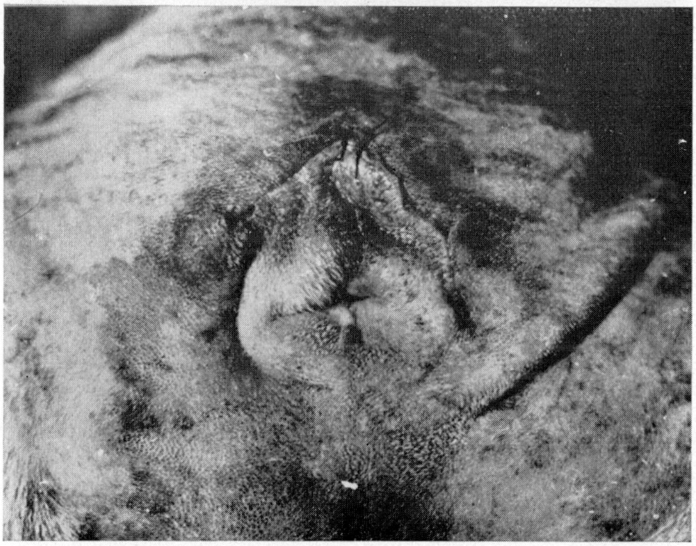

7)

FIG. 6. *Exceso de piel alrededor de la base de la cola y del ano en un Bulldog inglés. Eczema húmedo y oclusión parcial del ano.*

FIG. 7. *El mismo perro de la figura 6. El defecto ha sido corregido por ablación de una porción elíptica del exceso de piel por encima del ano.*

8) 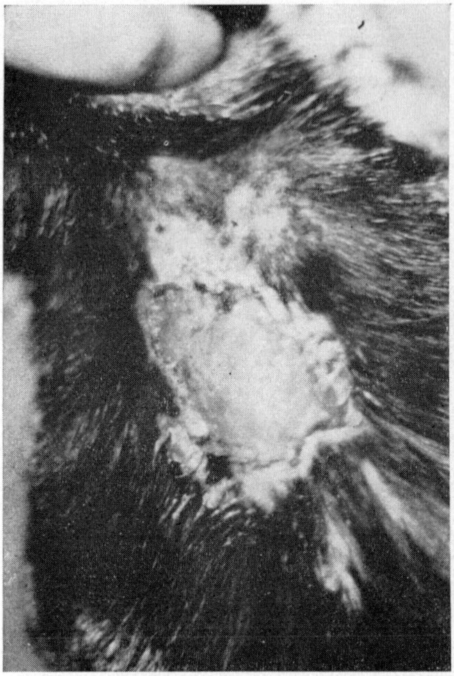 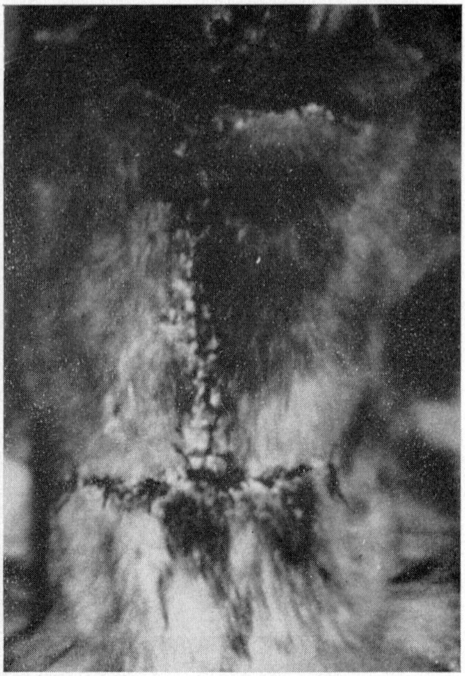 9)

FIG. 8. *Ulcera tórpida de etiología desconocida.*

FIG. 9. *El mismo gato de la figura 8. Corrección obtenida por incisión y excisión de la piel.*

Si la herida es superficial, es necesario limpiarla y generalmente suturarla. Si existe sospecha de infección, es preferible dejarla abierta para permitir el drenaje y la cicatrización por granulación. La reparación primitiva puede dejarse para más tarde.

V. DEFECTOS CONGÉNITOS

Los defectos congénitos que afectan a la piel son raros y propios de algunas razas.

El entropión es el más frecuente en las razas que tienen rizos espesos y repliegues de piel sobre los ojos, tales como los Chows-Chows, San Bernardo y Bulldogs.

Se puede tratar correctamente las lesiones por la resección de segmentos de piel, suprimiendo o atenuando así los repliegues.

El bulldog tiene con frecuencia algunos problemas con sus repliegues cutáneos que rodean al ano y la base de la cola. Estas condiciones pueden ser la causa del eczema húmedo o de la oclusión del ano (fig. 6). El tratamiento (fig. 7) es semejante al del entropión.

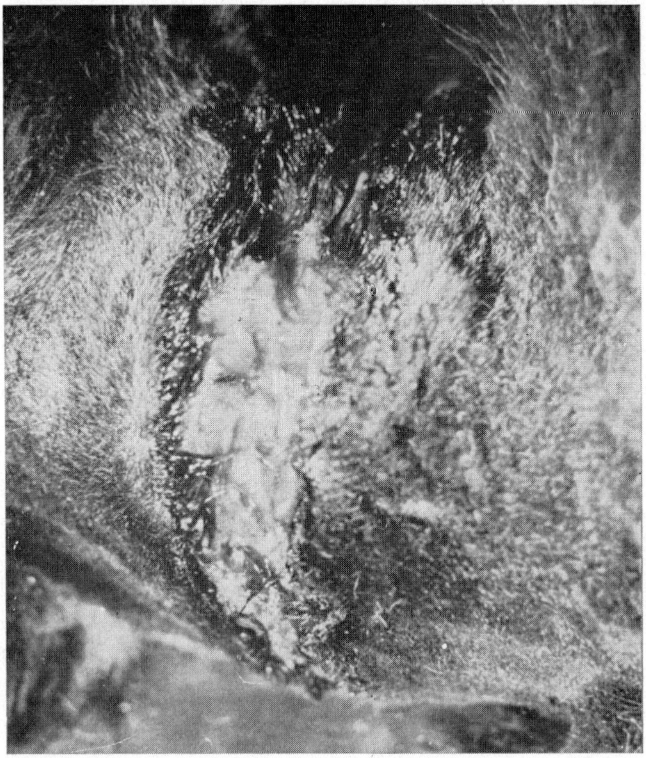

FIG. 10. *Lesión del cuello producida por la aplicación prolongada de un vendaje elástico.*

VI. OTRAS ALTERACIONES

Los neoplasmas, quistes, lesiones inflamatorias o infecciosas de la piel, son a menudo bien corregidos por la excisión quirúrgica y simple sutura (figs. 5, 9, 13, 14). Los vendajes elásticos alrededor de tejidos blandos pueden ser a la larga la causa de serias lesiones (fig. 10), precisando un desbridamiento y una reparación quirúrgica estética.

PRINCIPIOS BASICOS DE LA CIRUGIA PLASTICA

Cicatrización

La reparación de un tejido es mucho mejor cuando el paciente tiene buena salud. Anemia, infección, deshidratación y enfermedad metabólica retardan la curación y el "agarre" de un injerto.

Durante los cuatro primeros días que siguen a la operación, la solidez de la herida está en función de las suturas y de la acción adhesiva ligera de la fibrina a nivel de los labios de la incisión. En el curso de este período precoz, el suero, la fibrina, las células sanguíneas rojas y blancas rellenarán el espacio entre las superficies seccionadas. La epitelización comienza inmediatamente y tiene lugar por debajo del coágulo de fibrina. La proliferación colagénica, la infiltración capilar, la reparación fibroblástica entran en juego en los procesos de cicatrización que progresan rápidamente en ausencia de toda infección.

La herida adquiere una resistencia suficiente en 12 a 14 días aproximadamente. La curación se completa cuando las nuevas células conjuntivas se contraen y toman forma de huso. En el curso de este período, la herida misma sufre una contracción, la curación completa puede necesitar hasta un año. La hipoproteinemia reduce la formación fibroblástica, por consiguiente la rapidez de la cicatrización.

Las técnicas de cirugía plástica deben diferirse hasta que la infección sea controlada y las deficiencias corregidas; así pues, en presencia de una tasa de hemoglobina poco elevada, el injerto cutáneo estará verosímilmente destinado al fracaso. Si un paciente anémico necesita una operación inmediata, la tasa de hemoglobina puede corregirse por transfusiones de sangre completa y al mismo tiempo su hidratación.

Es primordial el manejo con precaución de los tejidos, el empleo de desinfectantes potentes y la detersión muy vigorosa en el curso de la preparación de la piel pueden perjudicar el éxito de la operación. La infección local o la inflamación retardan la vascularización del injerto y reducen sus posibilidades de supervivencia.

Todos los instrumentos de cirugía plástica deben ser cortantes. Para la incisión, el bisturí es preferible a las tijeras que traumatizan los tejidos, lo mismo que los ganchos cutáneos para inmovilizar la piel tienen un mejor empleo que los forceps. Estos, como las tijeras, tienden a deteriorar los tejidos.

De cualquier forma es esencial el preservar la irrigación de los tejidos injertados u operados, sin lo cual la intervención fracasará.

La hemostasia debe ser meticulosa y hecha con finas ligaduras, utilizadas con parsimonia. La aposición de los labios de la incisión debe hacerse con un cuidado extremo, a la vez para obtener una buena irrigación sanguínea y un resultado estético satisfactorio. Se utilizará un material de sutura muy fino, no capilar, sobre agujas engastadas (polietileno y monohilo de nylon) que resistirán a las tensiones soportadas por los tejidos. Las suturas sencillas de puntos separados son las más satisfactorias porque permiten la aposición perfecta de los labios de la herida sin perjudicar el aporte sanguíneo y sin provocar una cicatriz viciosa; con los injertos, no existe usurpación del material de sutura sobre su superficie.

Apósitos y vendajes no son siempre necesarios a causa de su dificultad de aplicación y de mantenimiento; sin embargo, en cirugía plástica su empleo debe tomarse en consideración. Cuando se aplican apósitos, éstos deben: inmovilizar el tejido, prevenir el edema y la salida de sangre y plasma, sin estar apretados hasta el punto de impedir la circulación sanguínea.

En el caso de injertos de tejidos superficiales, la aplicación de apósitos untados de vaselina o de preparaciones del mismo tipo impregnadas de agentes quimioterápicos previenen la deshidratación y la infección. Unas capas de gasa o de caucho blando deben colocarse por encima de la gasa vaselinada. Estos apósitos no deben moverse y si el paciente "quiere quitarse" su cura se empleará un collar protector.

Las suturas pueden levantarse después de la obtención del resultado estético deseado.

Recientemente ha sido propuesto un nuevo material de sutura sintético reabsorbible (Dexon-Cyanamid). Utilizado convenientemente, puede ser ventajoso para conseguir mejores resultados estéticos.

Muchas intervenciones de cirugía estética son de conveniencia y se dispone de tiempo para preparar el paciente; sin embargo, muchas otras han de tratar accidentes agudos, de origen traumático, con dislaceraciones sépticas; en tales casos, la organización preoperatoria puede tener un efecto decisivo sobre el resultado quirúrgico.

Organización preoperatoria - Preparación de los casos agudos

Es necesario hacer un examen clínico completo acompañado de una cuidadosa anamnesis.

Algunas laceraciones cutáneas son aparentemente de una impresionante gravedad (figs. 11, 15), pero que se revelan frecuentemente mucho menos serias de lo que parecían, mientras que pueden existir otras lesiones que ponen la vida en peligro, como los traumatismos torácicos y abdominales, que el clínico puede muy bien descuidar, sobre todo cuando es acosado por un propietario histérico.

Una herida no quirúrgica está contaminada y sujeta a la infección. Esta comienza diez horas aproximadamente después de la contaminación inicial. Si el desbridamiento tiene lugar antes de instalarse la infección, se puede suturar y esperar una cicatrización por primera intención.

Toda herida traumática debe ser desbridada.

Desbridación

La desbridación es la ablación de toda materia extraña a la herida y la excisión quirúrgica de todos los tejidos muertos e infectados. La técnica quirúrgica moderna consiste en una apertura amplia asistida de una terapéutica antibiótica. El procedimiento puede ser largo, pero buscando una cicatrización satisfactoria, es tiempo ganado. Todo tejido infectado o lesionado retardará la curación.

Hay que esforzarse en conservar la piel. Una excisión demasiado grande de piel dificultará la cicatrización y, en caso de roturas, creará una excesiva tensión ocasionando necrosis después de la supuración.

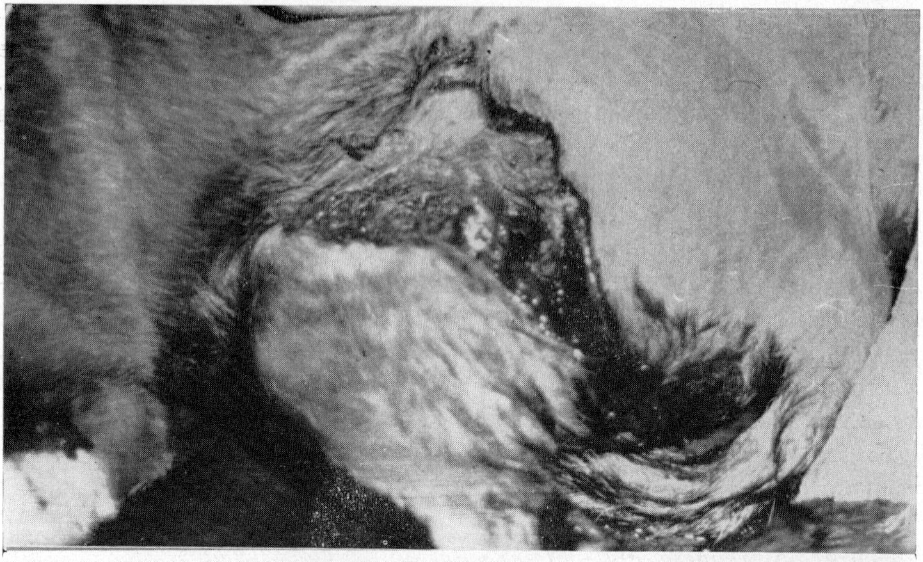

11)

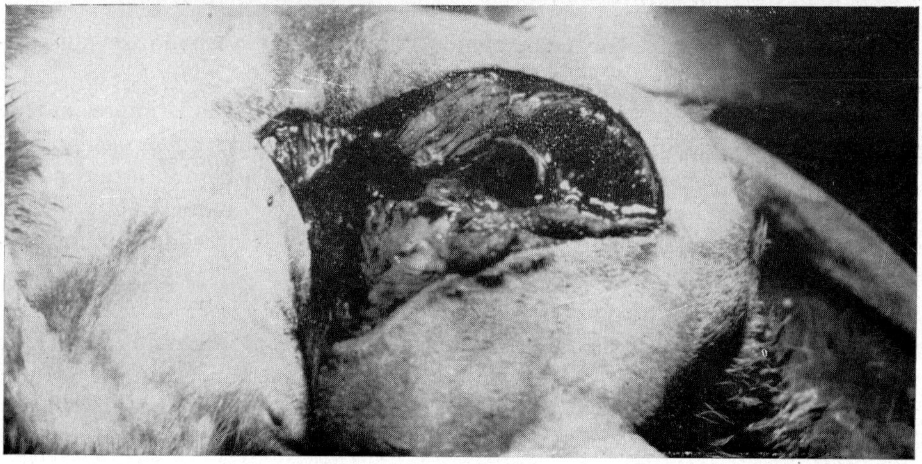

12)

FIG. 11. *El perro ha sido trabado por la correa de conducción de un triturador y ha sufrido severas laceraciones sobre toda la circunferencia de la nalga.*

FIG. 12. *El mismo perro de la figura 11, después del desbridamiento y preparación para la operación.*

La superficie entera que comprende la herida debe limpiarse suavemente con jabón y agua hasta que la herida aparezca limpia y sangrante. Una pequeña sonda y bruza con dientes pueden ser útiles para la limpieza y extirpación de las materias extrañas del fondo de la herida. A continuación se afeita la zona y se prepara con un antiséptico suave. El paciente se recubre con paños quirúrgicos y la excisión puede hacerse en condiciones asépticas.

Los bordes cutáneos y todos los tejidos mortificados y magullados son escindidos; llegado el caso, la herida se aumenta de tamaño. Aunque la excisión deba ser dirigida prudentemente, no debe ser por ello vacilante. Un músculo que no sangra a la incisión no es viable. Se observa el color de la herida, la hemorragia y la contractibilidad del tejido antes de la sutura (figs. 11, 12, 15, 16, 17).

Si la herida contaminada ha sido correctamente desbridada, se puede comenzar inmediatamente su cierre. En las heridas manifiestamente sépticas, es conveniente diferir su cierre hasta 4 a 7 días después de su desbridamiento y recurrir a un drenaje o bien realizarlo en el momento que la infección sea controlada y la herida aparezca saludable.

En el curso de la realización de este cierre, "el espacio muerto" debe evitarse para prevenir el acúmulo de suero o de sangre que más tarde serán motivo de supuración. Se puede evitar este espacio muerto mediante una correcta sutura de las capas tisulares. Sin embargo, en caso de imposibilidad, el empleo juicioso de vendajes compresivos o de tubos de drenaje previene generalmente esta exudación.

Otra solución es la de permitir a la herida cicatrizar por granulación y realizar a continuación una sutura estética.

Injertos cutáneos

La supervivencia del tejido depende en parte de la calidad de la técnica quirúrgica, pero la relación entre donante y receptor es desde luego la más importante.

El injerto mejor aceptado es el que resulta del traslado de un tejido de una a otra parte del mismo individuo; este es el caso de un autoinjerto. En estas condiciones, la estructura antigénica entre donante y receptor es idéntica, no hay estimulación y formación de anticuerpos que la destruyan.

El autoinjerto se utiliza casi exclusivamente en la reparación de defectos en los animales.

El trasplante de tejido entre dos individuos de la misma especie (homoinjerto) generalmente es coronado por el éxito en el caso de individuos idénticos (homocigotos); este es el caso de los verdaderos gemelos y de las líneas consanguíneas muy prolongadas.

Los homoinjertos entre individuos antigénicamente diferentes se adaptan a los tejidos del huésped en 6 días, se vascularizan, se invaden por macrófagos y se eliminan en 9 a 12 días. La renovación de un injerto semejante entre los mismos individuos ocasiona un rechace más precoz.

Reglas de un injerto

El fragmento a injertar debe protegerse de la desecación en el curso de su toma y del trasplante, debiéndosele mantener entre compresas húmedas o rociarlo con suero fisiológico.

Una vez levantada la piel, ésta se encoge; por tanto, el injerto debe ser lo bastante amplio para cubrir el sitio receptor y compensar este encogimiento. Se asegura de este modo la movilidad del injerto y se reduce la posibilidad de necrosis a lo largo de las suturas.

El sitio receptor y el injerto no deben tener ninguna hemorragia, responsable de la formación de hematomas que privan al injerto de todo aporte sanguíneo.

Los injertos cutáneos amplios deben fijarse en el sitio receptor con suturas de puntos separados de material reabsorbible colocados cuidadosamente. Los injertos pequeños pueden mantenerse en su sitio por medio de vendajes o de apósitos.

El sitio donador

La elección de la zona para trasplantar tiene en cuenta la textura de la piel, el color del pelo y de su implantación. El tamaño del injerto puede apreciarse con la ayuda de un modelo, por ejemplo una compresa de gasa que se coloca en el lugar receptor. Se incide a continuación la zona a trasplantar, ligeramente más amplia que el modelo, con el fin de prever la contracción del injerto.

El sitio donador representa entonces una pérdida de substancia que debe recibir también idénticas atenciones en el curso de su reparación que el sitio receptor; sin ello puede producirse un desastre estético.

El sitio receptor

En el curso de la preparación del sitio receptor la asepsia aumenta claramente la tasa de vascularización del tejido injertado. El injerto debe retraerse si existe infección, inflamación o supuración, sabiendo que un aplazamiento semejante no es perjudicial al paciente. Se debe vigilar las hemorragias para prevenir la formación de un hematoma bajo el injerto. Una vez la zona receptora en la fase de granulación, se la prepara por aplicación de apósitos de gasa vaselinada, cambiados diariamente; las partes necrosadas o con tejido granuloso exuberante serán levantadas mediante legrado o excisión para poner al descubierto una base sana.

En el caso de zonas infectadas, se debe comprobar la sensibilidad del germen e impregnar los apósitos del antibiótico apropiado además de su administración sistemática.

Cuando subsiste una supuración excesiva a pesar del tratamiento, conviene mejor aplicar el injerto en pequeños fragmentos (injerto en semillero) que puedan sobrevivir independientemente: a continuación se cubre la zona con gasa vaselinada, compresas y vendajes.

TECNICA DE REPARACION DE LAS PERDIDAS DE SUBSTANCIAS CUTANEAS

Utilización local de la piel

El emplazamiento y la extensión de la pérdida de substancia precisará la dificultad reclamada para el recubrimiento de la zona desnuda (figs. 5, 11, 15, 18). Se puede definir los tipos fundamentales de incisión y de cierre según un modo determinado (figs. 13, 14). Sobre *gran parte de la superficie corporal* del animal, la piel puede movilizarse por tracción y ahuecado lentamente progresivos. De esta forma, numerosos defectos pueden corregirse con buenos

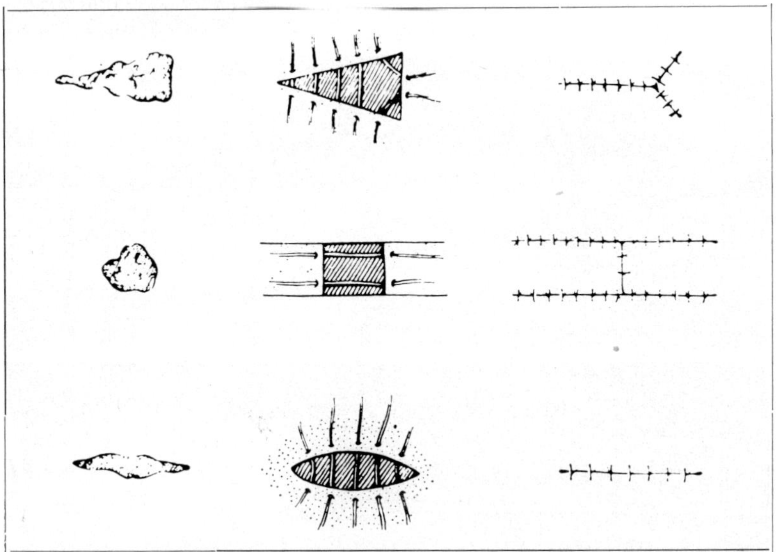

13)

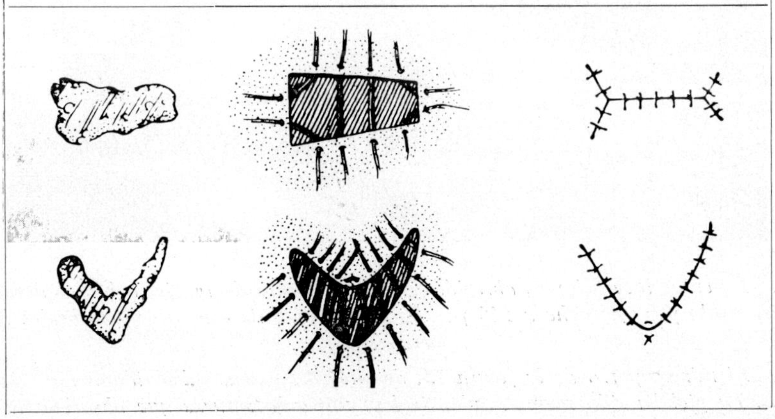

14)

FIGS. 13 y 14. *Métodos standards de excisión y de suturación de algunas pérdidas de substancias cutáneas.*

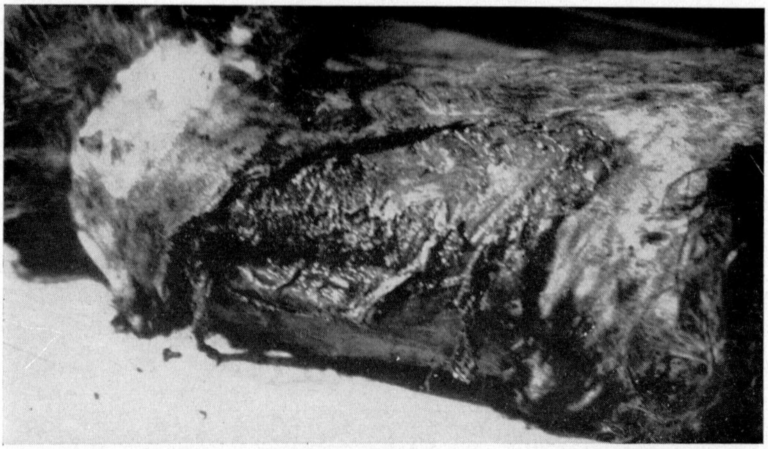

15)

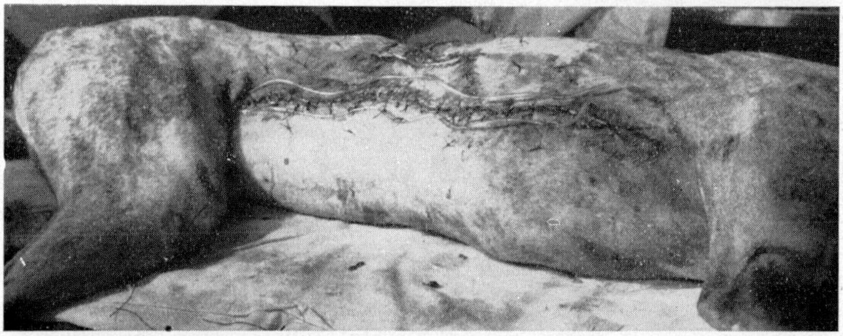

16)

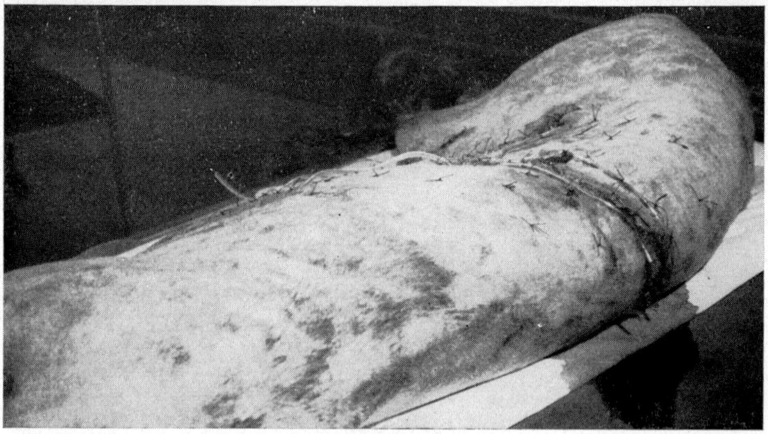

17)

FIG. 15. *Extensas laceraciones, abrasión y arrancamiento de la piel sobre el dorso de un perro arrastrado por un coche a 110 por hora. Las apófisis espinosas vertebrales han sido arrancadas.*

FIG. 16. *El mismo perro de la figura 15, después del extenso desbridamiento, reparación y suturas. La piel ha sido reemplazada. Se han utilizado suturas que absorban la tensión y suturas de mantenimiento.*

FIG. 17. *Suturas absorbentes de tensiones y suturas de mantenimiento.*

resultados estéticos (fig. 16, 1, 3, 4). Si ha sido necesario separar y movilizar grandes trozos de piel para recubrir la pérdida de substancia, las suturas deben poner en contacto la piel y el tejido conjuntivo subcutáneo (fig. 17).

En los casos en que se produjeran tensiones excesivas sobre la línea de sutura, es conveniente utilizar procedimientos que absorban estas tensiones, por ejemplo mediante el uso de tubos de caucho o de polietileno para aumentar la superficie cutánea sobre la cual se ejerce la tensión (figs. 16, 17).

Cuando ha sido necesaria una desinserción muy extensa de la piel y cuan-

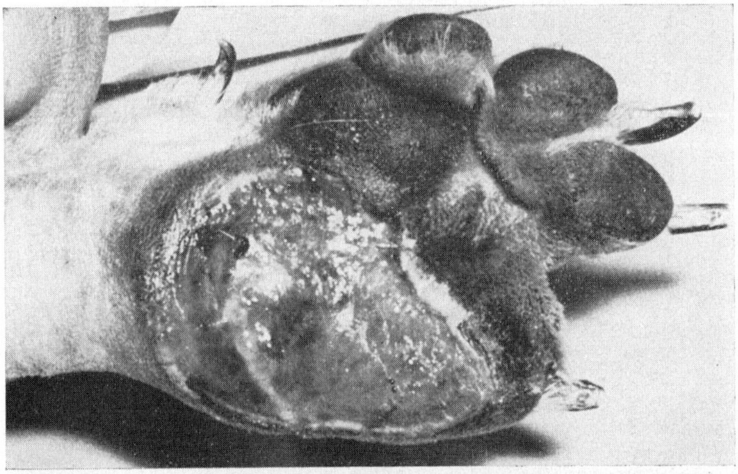

18)

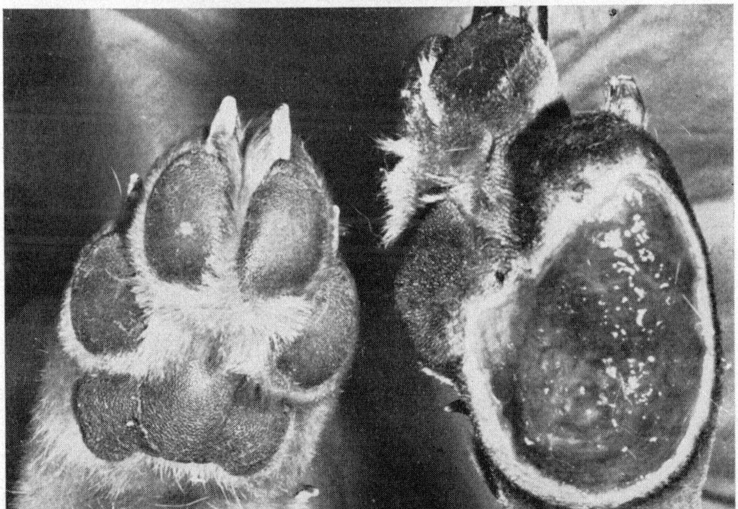

19)

FIGS. 18 y 19. *Lesión neoplásica de la pata de un perro.*

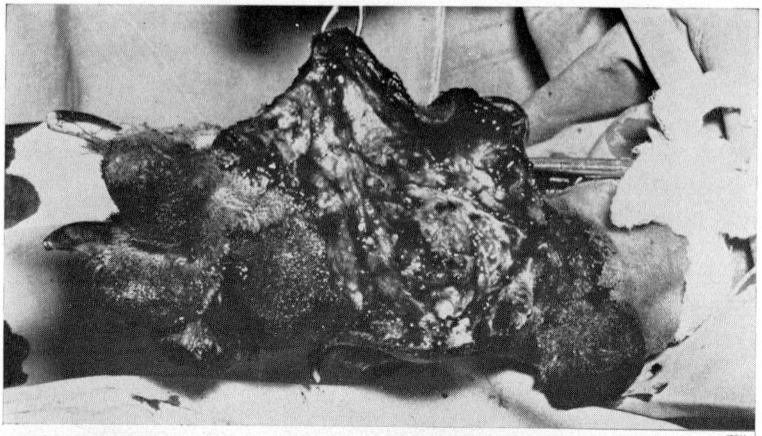

20)

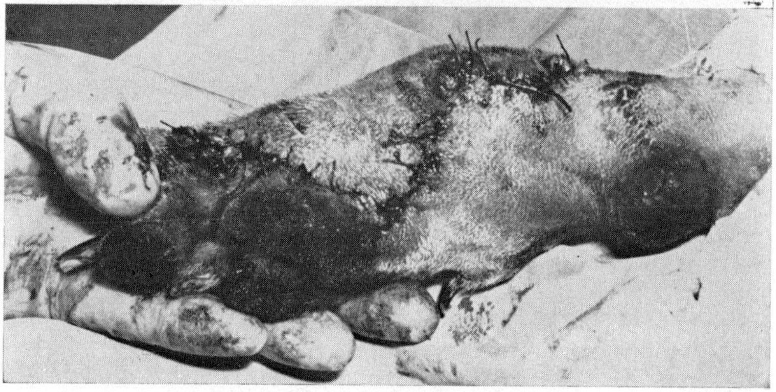

21)

FIG. 20. *Extensa excisión de tejido neoplásico y desinserción de la piel adyacente.*
FIG. 21. *Vista postoperatoria después de la ablación del neoplasma, del 5.º metacarpiano y de la falange, sutura reparadora realizada por movilización de la piel.*

do la pérdida de substancia no ha sido completamente llenada, o bien cuando una excesiva tensión haya dejado una cicatriz indeseable, se puede corregir el defecto mediante una segunda operación ahuecando la piel un poco más.

Injertos cutáneos (autoinjerto)

Un injerto cutáneo libre es un fragmento de piel completamente desinsertado y transportado a otro sitio del cuerpo (figs. 22, 23, 24).

Corrientemente se utilizan más los injertos en todo su espesor que guardan su color natural y su elasticidad y permiten los mejores resultados estéticos. La retracción es mínima, ponderalmente los injertos tienen una superficie en buen estado con cierta tolerancia al roce.

La pieza se obtiene cortando según el modelo del sitio receptor, se la levanta de un lado (fig. 23) y se la enrolla sobre un objeto cilíndrico adecuado

22) 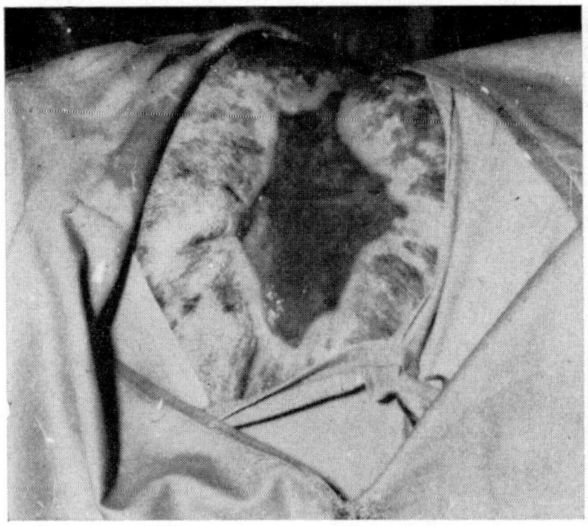

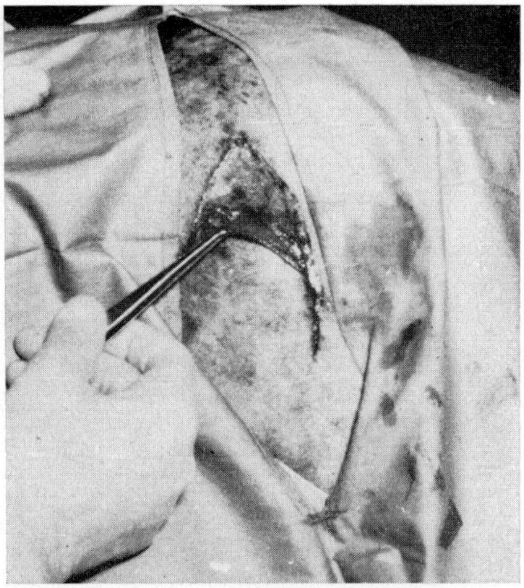 23)

FIG. 22. *Vista preoperatoria de la lesión. Cicatriz antigua cuyos bordes cutáneos retraídos rodean una amplia zona de tejido de granulación.*

FIG. 23. *Toma de un fragmento cutáneo libre para la reparación de la pérdida de substancia de la figura 22. Sitio donador.*

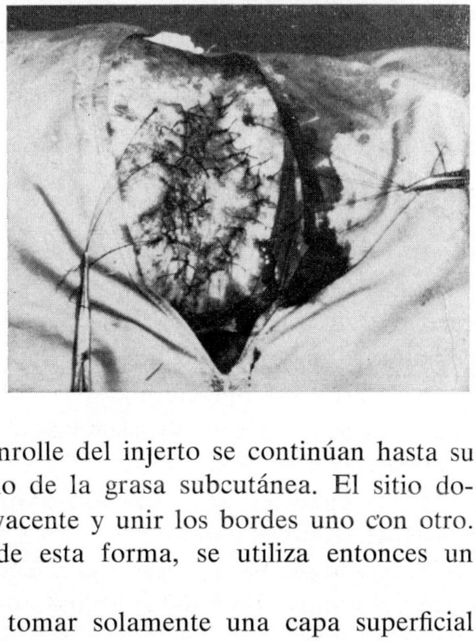 24)

FIG. 24. *Después del desbridamiento del sitio receptor, el injerto es suturado. Se trata de un autoinjerto.*

(rollo de gasa). El desprendimiento y enrolle del injerto se continúan hasta su completa liberación. Se limpia al mismo de la grasa subcutánea. El sitio donador es cubierto al ahuecar la piel adyacente y unir los bordes uno con otro. Si no fuera posible cerrar la herida de esta forma, se utiliza entonces un "injerto delgado".

Los injertos delgados consisten en tomar solamente una capa superficial de piel cuyo sitio donador posee también las zonas del "stratum germinativum" que permitirán la epitelización; no es necesario, en consecuencia, el suturarlo.

Se utiliza un dermatomo para levantar una lámina delgada. Las capas cutáneas tomadas varían de 2'5 a 7'5 mm; pueden recogerse varios injertos del mismo sitio.

Estos injertos prender mejor en medio infectado que los injertos gruesos. Estos últimos se retraen más que los injertos totales y por lo general no tienen

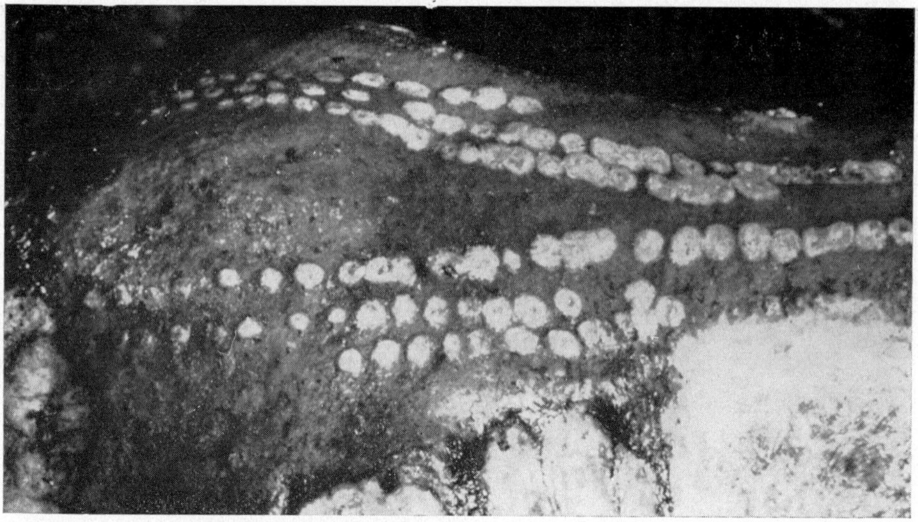

FIG. 25. *Injerto en semillero o en islotes aplicados sobre el dorso de una yegua después de una quemadura.*

glándulas sudoríparas ni pelos. Se prefiere este tipo de injerto para recubrir un tejido de granulación.

Injertos en semillero o en islotes

Estos injertos se componen de pequeños fragmentos de unos milímetros cuadrados de piel, bien delgados, o gruesos, que se "siembran" sobre la zona receptora a unos milímetros unos de otros (fig. 25).

Se utiliza este tipo de injerto en los casos de pérdidas de substancias muy amplias y que la piel sana disponible es muy buscada, por ejemplo en las quemaduras.

Los injertos en semillero son utilizados sobre todo en las grandes extensiones de tejido granuloso. Se limpia este tejido de todas sus irregularidades. Estos injertos resisten mejor a la infección que las grandes piezas; se les mantiene colocados con ayuda de apósitos adecuados.

Láminas cutáneas pediculadas

Los mejores resultados se consiguen con injertos gruesos en los que se conserva la irrigación sanguínea. Se le practica conservando un lazo entre el injerto y el sitio donador.

La técnica de la lámina abierta consiste en hacer pivotar el fragmento cutáneo de su posición original para cubrir la pérdida de substancia adyacente, dejándole solidario del sitio donador por un punto de su periferia (figs. 26, 27).

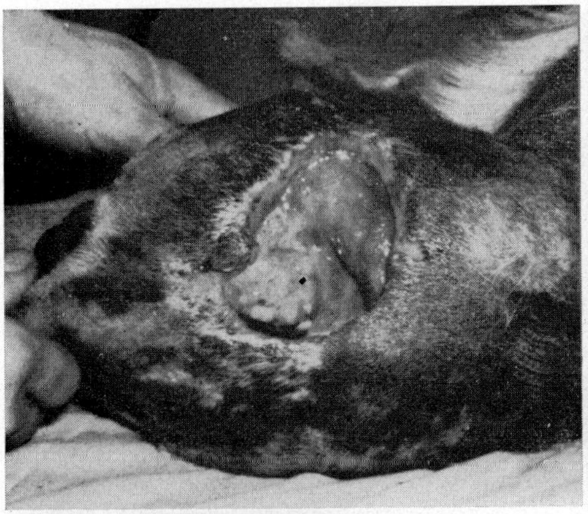

26)

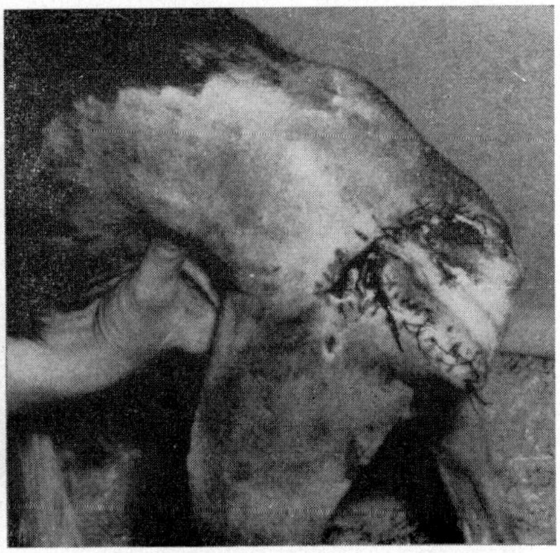

27)

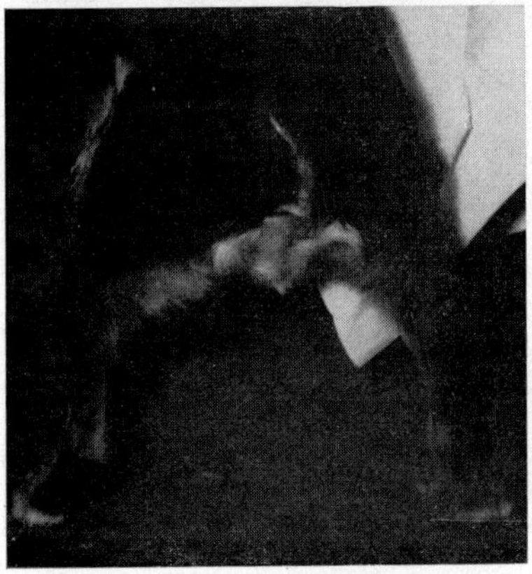

28)

FIG. 26. *Después de desbridar la lesión que interesa el anca de un perro, no es posible movilizar el tejido adyacente para rellenar la pérdida de substancia.*

FIG. 27. *La pérdida de substancia de la figura 26 es cubierta con un injerto móvil obtenido por amputación extracutánea de la cola y reclinado de la piel sobre la herida.*

FIG. 28. *El mismo perro de las fotografías anteriores tres meses después de la operación.*

Para hacer un injerto de lámina abierta, es necesario tener cuidado de no producir en el sitio de la toma una pérdida de substancia que no pudiera llenarse; también es necesario recurrir a esta técnica allí donde la pérdida cutánea pueda ser obturada con facilidad.

Este método de la lámina abierta encuentra su límite cuando es preciso movilizar una superficie de piel demasiado grande para realizar la cubrición de una herida relativamente pequeña.

Injertos tubulares

Se realiza este tipo de injerto haciendo un tubo después de cortar, siguiendo dos líneas paralelas, una lámina cutánea gruesa que se deja solidaria del sitio donador por cada una de sus extremidades. Los dos bordes cortados se suturan uno junto al otro, encerrando la superficie cruenta y reduciendo así el peligro de infección. El sitio donador puede cerrarse por una sutura sencilla si la separación no es superior a 7-8 cm. Este fragmento tubular persiste antes de la liberación de una extremidad y su transposición sobre el sitio re-

29)

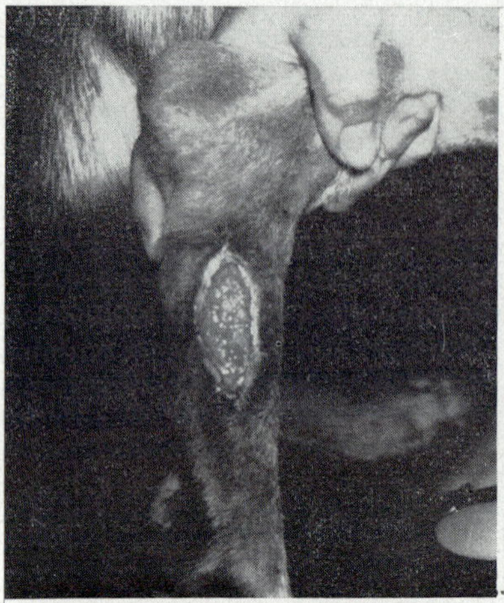

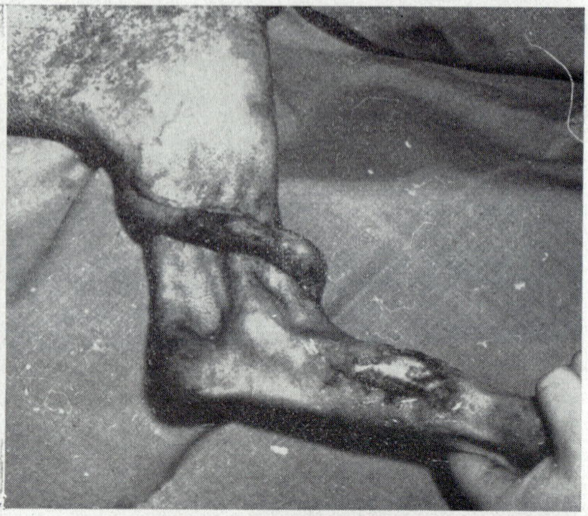

30)

31)

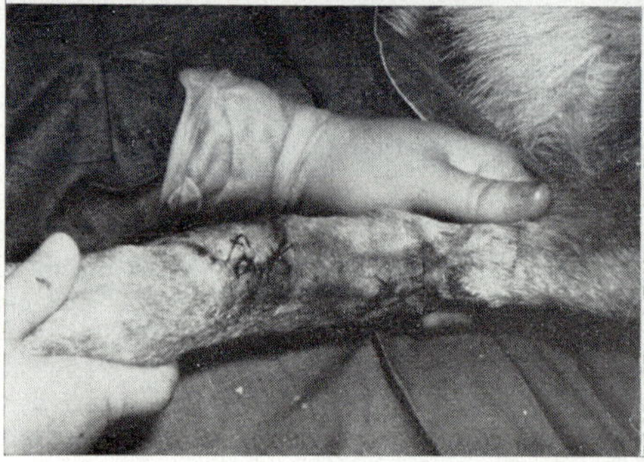

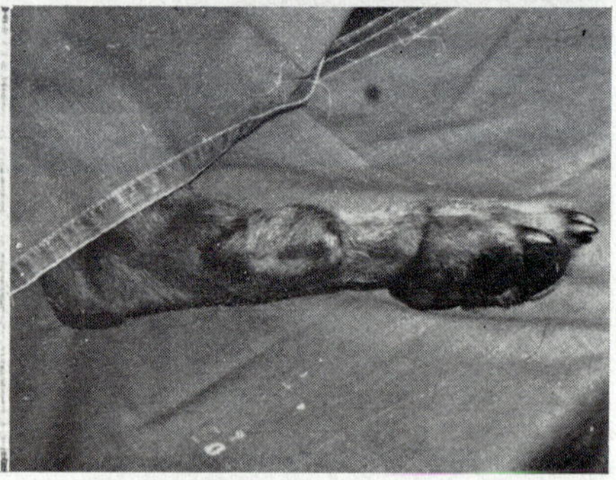

32)

Fig. 29. *Lesión a nivel del metatarso. La piel no puede movilizarse con facilidad.*

Fig. 30. *Lámina tubular transportada de una zona de piel deducible en dirección de la lesión.*

Fig. 31. *La piel de la lámina tubular utilizada para recubrir la lesión.*

Fig. 32. *Lesión curada.*

ceptor (figs. 29, 30, 31, 32). Si éste se encuentra muy alejado del sitio donador, el fragmento tubular puede llevarse hacia la zona receptora a la manera de una oruga por toda una serie de operaciones con intervalos de 14 días. Este tipo de injerto es largo, costoso y requiere habilidad en los dedos para su realización. Los injertos cutáneos libres son más fáciles de realizar, pero su éxito no puede garantizarse siempre, mientras que un injerto tubular tiene la seguridad de un éxito casi cierto.

Un injerto cutáneo diferido es un injerto con el que se aumenta la irrigación sanguínea levantando la piel en la base del pedículo y suturándolo en el mismo sitio. El traumatismo produce así una hiperemia y el aporte sanguíneo

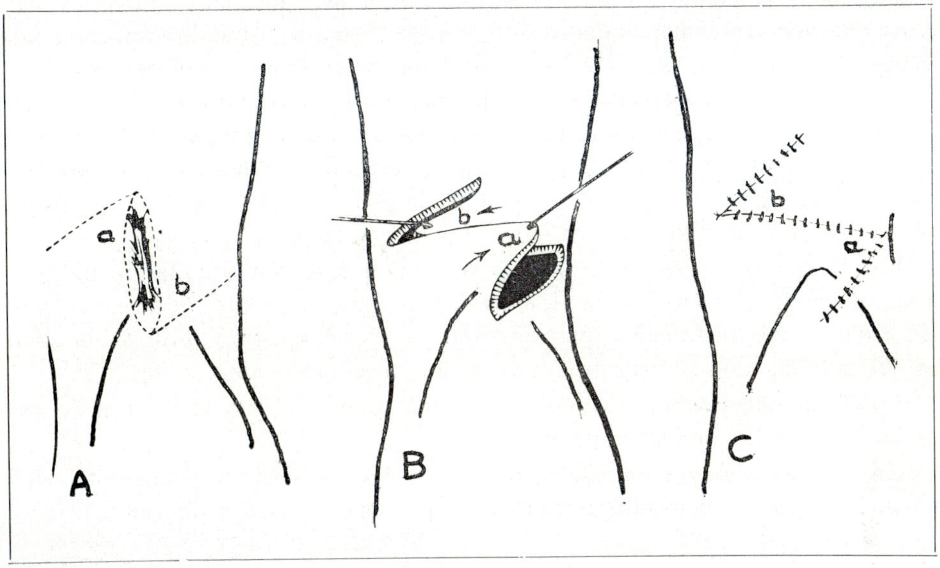

FIG. 33. *Técnica de la plastia en Z.*

aumenta en unos días. Esta técnica está indicada cuando el injerto es largo y estrecho.

Plastia en Z

La técnica se utiliza para suprimir la tracción en una determinada dirección por movilización local de los tejidos para transmitir esta tracción en una u otra dirección.

Se dibujan dos segmentos y se intercambia su posición (fig. 33). Es útil especialmente para levantar el tejido cicatricial de las superficies de flexión de las articulaciones, aumentando de este modo la elasticidad de la piel en esa zona.

Aplicaciones clínicas

Se puede reparar estéticamente numerosas pérdidas de substancias cutáneas mediante un desbridamiento apropiado, movilización de la piel y técnicas de sutura correctas (figs. 3, 7, 9, 13, 14, 16, 24).

Para las extremidades (miembros, cola, orejas, nariz), la piel adyacente no es utilizable fácilmente y con frecuencia es necesario un trasplante cutáneo. Una vez escogido el tipo de injerto que se va a utilizar, es necesario recordar que las extremidades, sobre todo las patas, de los animales son asiento de traumatismos frecuentemente, por consiguiente un injerto debe ser duradero y asegurar un resultado estético satisfactorio. Un fragmento cutáneo abierto, un injerto de piel libre o un fragmento tubular proporcionan los mejores resultados, con la condición que el sitio receptor sea adecuado. Los tres injertos anteriormente mencionados son injertos gruesos; tomados teniendo en cuenta el color de la piel, etc., son enteramente estables. Se puede preparar un fragmento cutáneo abierto sobre la pared torácica o abdominal y colocar el miembro en la posición adecuada para que el fragmento pueda ser puesto en la zona receptora, por ejemplo situando el miembro junto al cuerpo. Se desinserta el fragmento del sitio donador después de 14 días y se completa mediante una sutura sencilla los sitios donador y receptor.

Las laceraciones graves de la cola frecuentemente son tratadas mejor por la amputación, mientras que las lesiones en la zona de la base de la cola pueden tratarse adecuadamente por amputación extracutánea y utilizar la piel así obtenida en todo su espesor como un injerto cutáneo abierto (fig. 27).

Los fragmentos tubulares están indicados sobre todo en la reparación de las lesiones de las orejas, nariz y cara.

En los pacientes gravemente quemados, si las medidas terapéuticas lo permiten, los injertos en semillero dan las mejores posibilidades de éxito.

Cicatrices

La cicatrización por primera intención de una herida deja una señal mínima; sin embargo, algunas situaciones producen estigmas desafortunados.

Una infección importante retarda la cicatrización que tiene lugar por segunda intención con excesiva producción de tejido fibroso.

Cuando una herida se cierra bajo tensión, el entorpecimiento del aporte sanguíneo por las suturas provoca la necrosis de los bordes de la herida, la supuración y la curación por segunda intención.

La movilidad de la zona lesionada puede ocasionar tensiones intermitentes, provocando cicatrices exuberantes.

A menudo una incisión cura con una apariencia estética muy satisfactoria, pero se estropea por un exceso de tejido cicatricial alrededor de las suturas. Este material, causando irritación, entorpece la reparación tanto como una infección. El tamaño de las suturas parece influir poco en cuanto al resultado, a condición que las reglas de cierre de una herida hayan sido respetadas.

La epitelización profunda es un fenómeno que puede tener lugar a lo largo del material de sutura y provocar así la formación de pozos e incluso de túneles.

BIBLIOGRAFIA

1. Archibald, J. Procedures in plastic surgery. J.A.V.M.A. Vol. 147, n.º 12, 1.461-1.464, 1965.
2. Amall, L. Repair of a skin slough by a cervical pedicle skin graft. J. Small Anim. Pract. 1. 4, 286-290, 1961.
3. Battle, R. Plastic Surgery. Butterworths. London. 1964.

4. CAWLEY, A. J. Plastic Surgery. Canine Surgery, first Archibald ed. Am. Vet. Pubs. Inc. California, 1965.
5. CAWLEY, A. J., y FRANCIS, S. M. Pedicle graft in a dog. A case report. Cornell Vet. XLVIII, n.º 1, 1958.
6. MCNICHOL, J. W., y MIRCHOUSE, O. J. Incisions, lacerations and scars. Can. J. Surg. 4: 369-378, 1961.
7. WALLACE, A. B., SPREULL, J. S. A., y HAMILTON, H. A. The use of autologous free full thickness skin in the treatment of a chronic skin lesion in a dog. Vet. Rec. Vol. 74, n.º 10, 286-289, 1962.